W0370026

Schirner Verlag

ISBN 978-3-8434-1050-2

Annemarie Herzog:
Die Räucherin
Räume klären –
in guter Energie leben
Altes Wissen heute nutzen

Umschlag: Murat Karaçay, Schirner,
unter Verwendung eines Fotos von
Elke Schwarzinger
Lektorat: Barbara Rave, Schirner
Layout: Simone Wenzel, Schirner
Printed by: Ren Medien GmbH,
Germany

www.schirner.com

3. Auflage Januar 2016

Annemarie Herzog

Die Räucherin

Räume klären – in guter Energie leben
Altes Wissen heute nutzen

Schirner Verlag

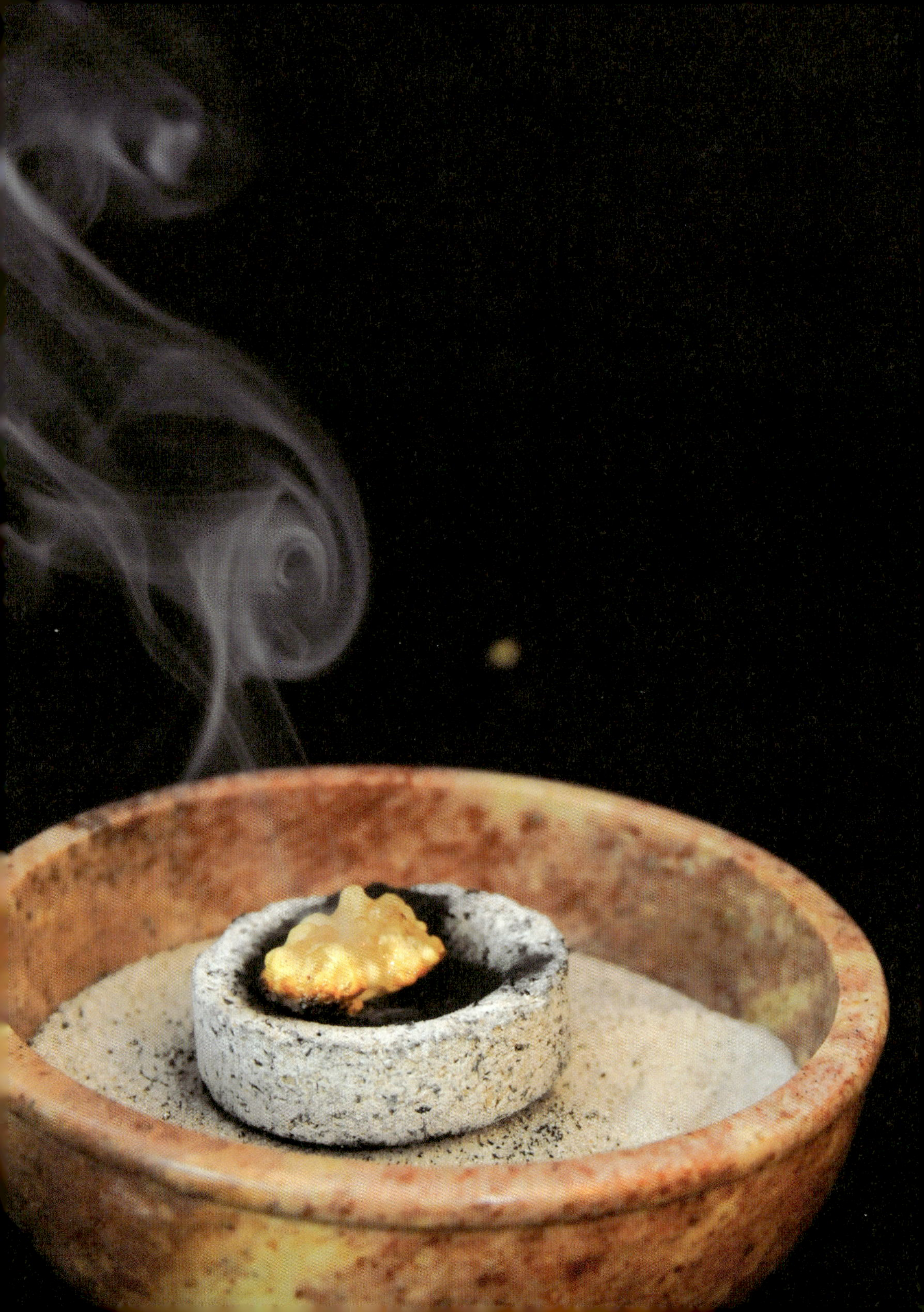

Inhalt

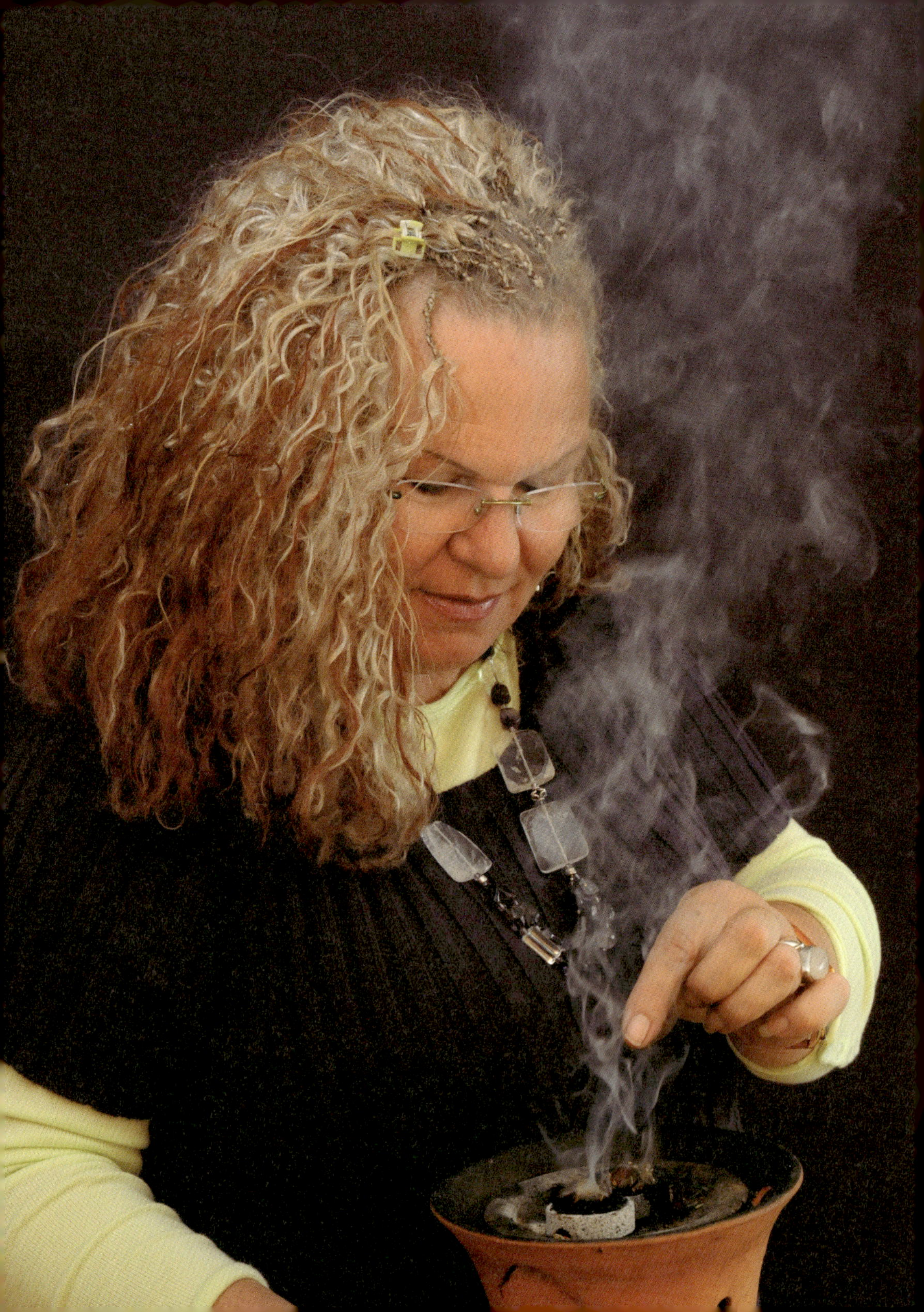

VORWORT

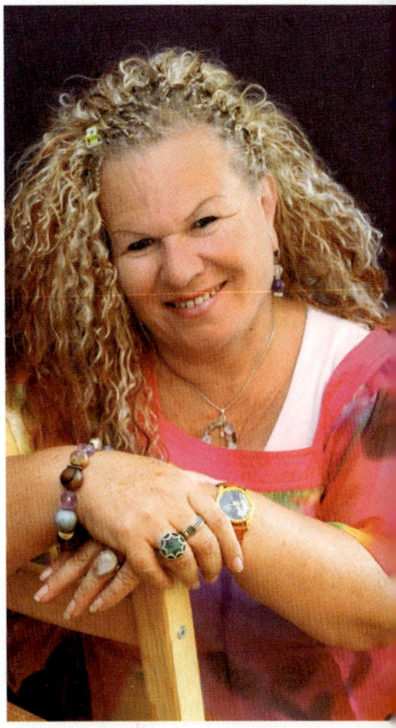

Ich befasse mich nun schon seit mehr als zehn Jahren intensiv mit dem Thema Räuchern. Keinen Tag davon möchte ich missen. In diesem Zeitraum habe ich auch festgestellt, dass für viele Menschen das an sich weite Themengebiet Räuchern nur mit dem Brauchtum zu Weihnachten in Verbindung steht. Aus diesem Grund sehe ich meine Aufgabe vor allem darin, den Menschen auf simple und einfache Art zu zeigen, wie vielfältig die Einsatzmöglichkeiten des Räucherns sind. Diese älteste Reinigungs- und Heilmethode der Erde ist einfach viel zu schade, um sie nur an den Rauhnächten zu Weihnachten anzuwenden.

Es wird in vielen Büchern vom Räuchern in anderen Kulturen geschrieben und erklärt, zu welchem Zweck diese Menschen räuchern usw. Mein Ziel ist es, mit diesem Buch aufzuzeigen, wie hier bei uns das Räuchern eingesetzt werden kann. Ohne Berührungsängste und ohne Vorurteile.

Ich schreibe in diesem Buch bewusst nur zum Thema Reinigen durch Räuchern, weil gereinigte Räume, die frei sind von negativen Energien, für uns Menschen die Basis dafür sind, dass wir uns wohlfühlen können. Natürlich freut sich auch der Körper selbst, weil auch er dabei gereinigt wird.

Als nächstes Projekt plane ich, über meine Themenräucherungen zu schreiben. Ich werde darin die Kräuter und deren Aufgaben erläutern, aber auch die jeweiligen Themen auf mentaler Ebene beleuchten und Lösungen für diese Probleme anbieten.

Es ist auch sehr schön zu beobachten, dass Menschen, die sich mit Räuchern befassen, auch die Natur wieder viel mehr zu schätzen wissen und die unbändige Kraft spüren, die sich in ihr verbirgt. Gerade in dieser hektischen und oberflächlichen Zeit ist es wichtig, sich wieder darauf zu besinnen, dass es Menschen immer schon verstanden haben, sich Kraft aus der Natur zu holen. Es ist ja alles da, wir brauchen es uns nur zu nehmen und anzuwenden. Wenn ich da an die Vielfalt der Kräuter, Wurzeln, Blüten, Hölzer und Blätter denke, die auf uns warten, damit sie uns helfen »dürfen«. Sie stehen immer für uns bereit und stellen sich zur Verfügung.

Räuchern ist außerdem auch eine Auszeit für Körper, Geist und Seele. Harmonie stellt sich ein, und man bewältigt so manche Hürde im Alltag leichter und gelassener. Ich wünsche allen Lesern meines Buches von Herzen viel Freude beim Ausprobieren dieser wundervollen Methode sowie Gesundheit und Zufriedenheit.

Eine schöne Zeit
Annemarie Herzog

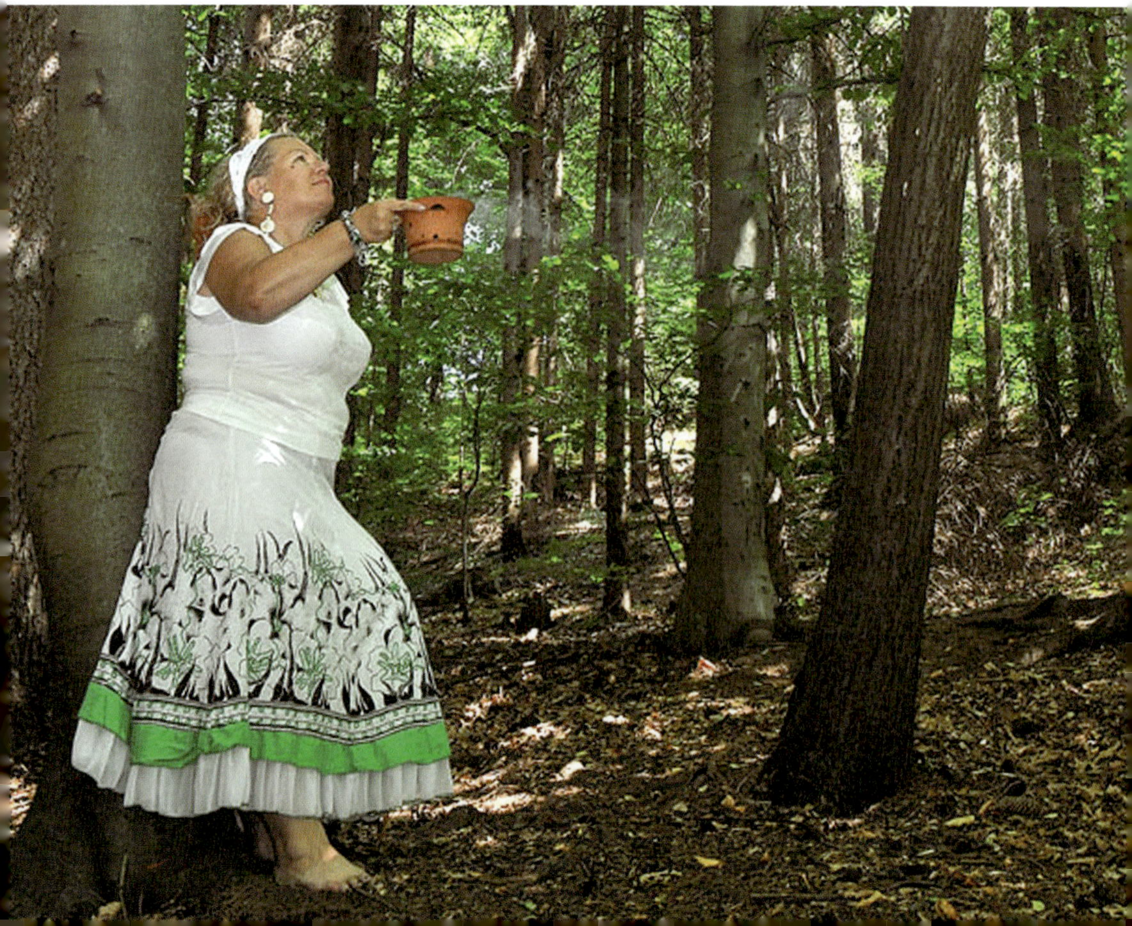

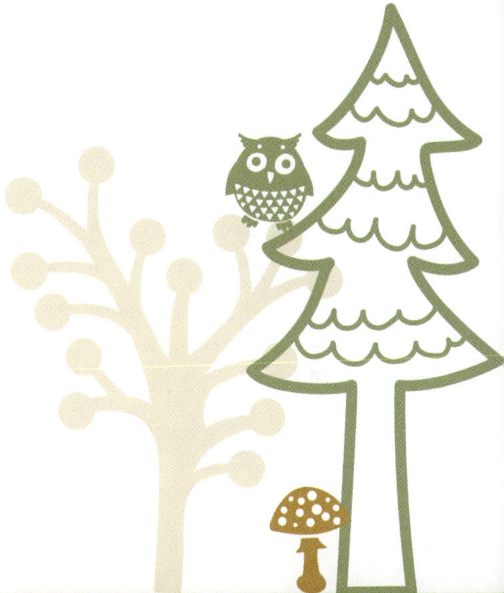

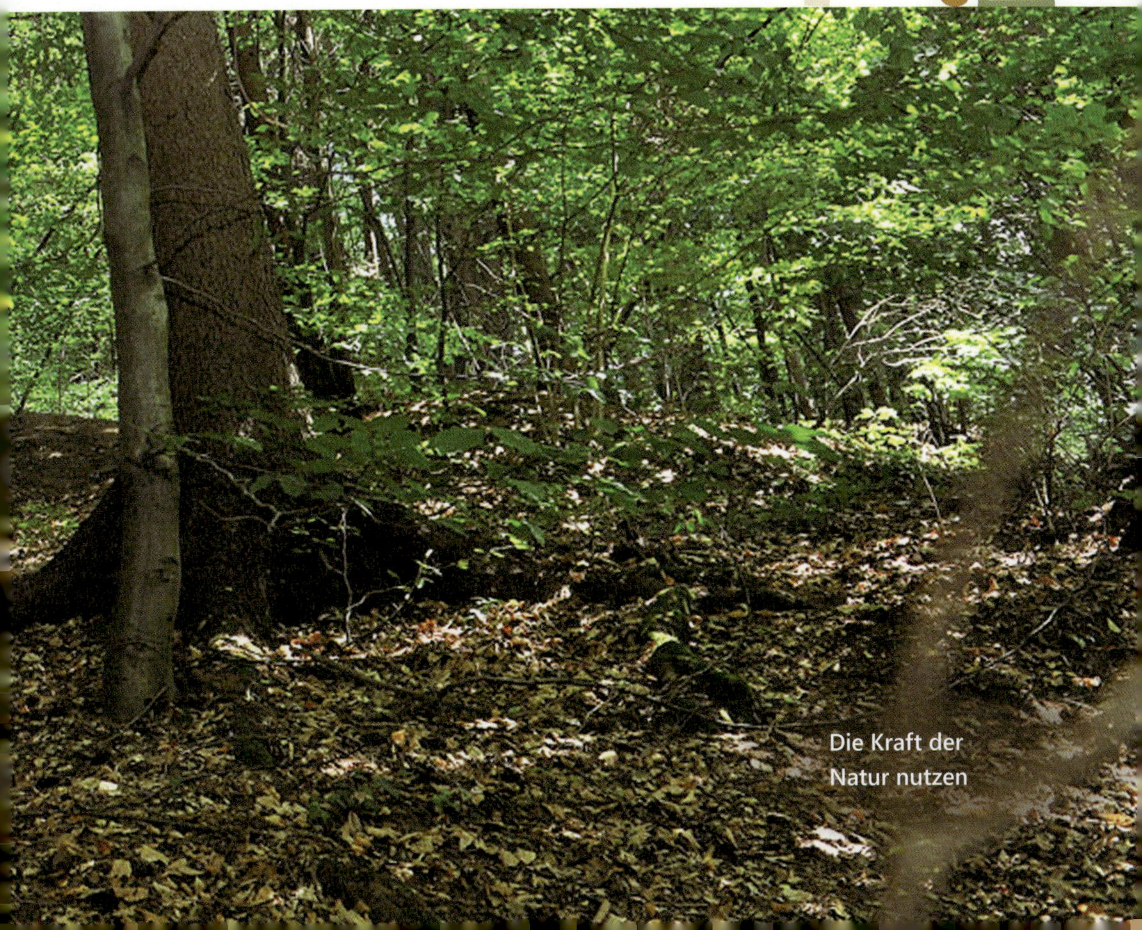
Die Kraft der
Natur nutzen

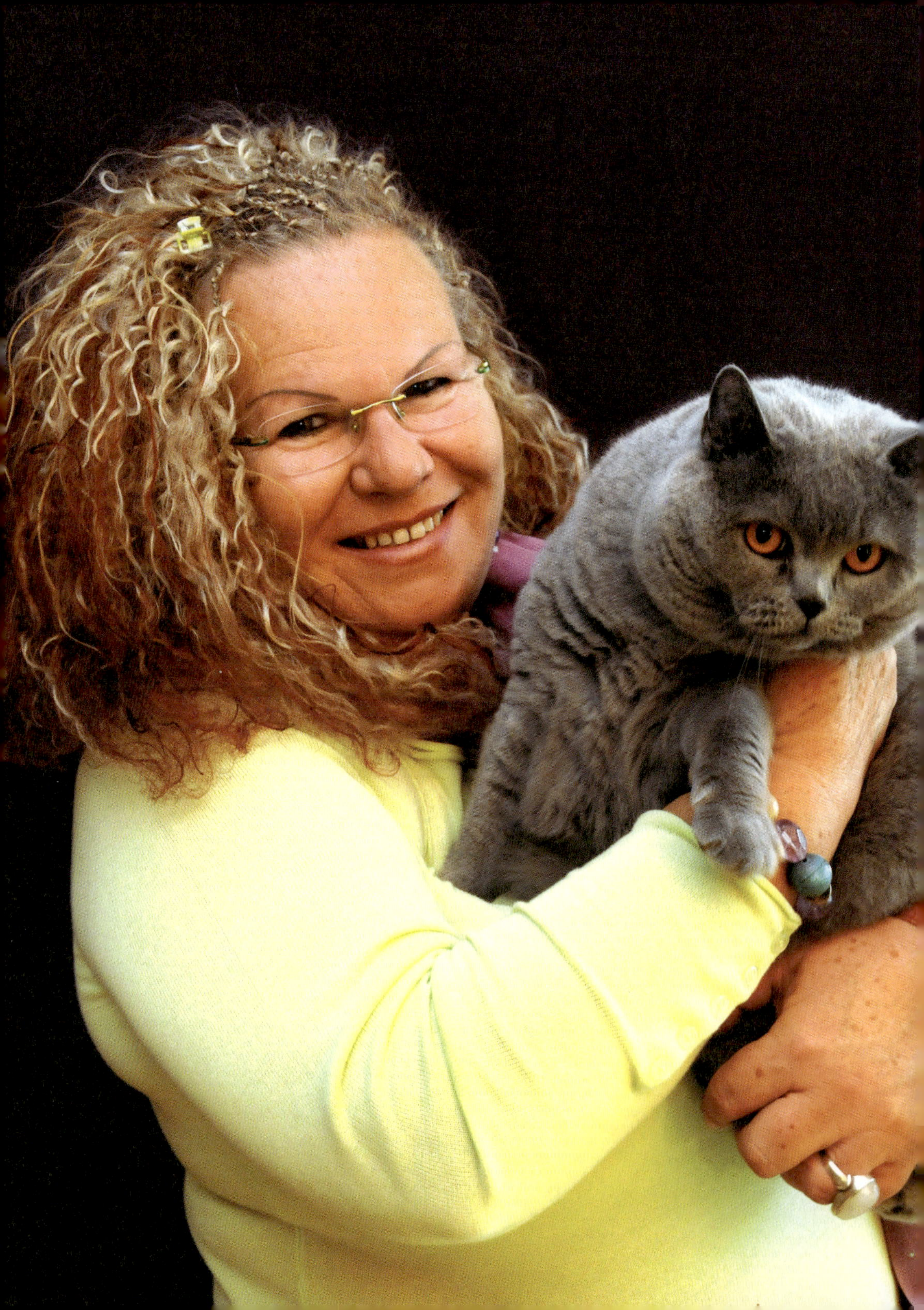

MEINE GESCHICHTE

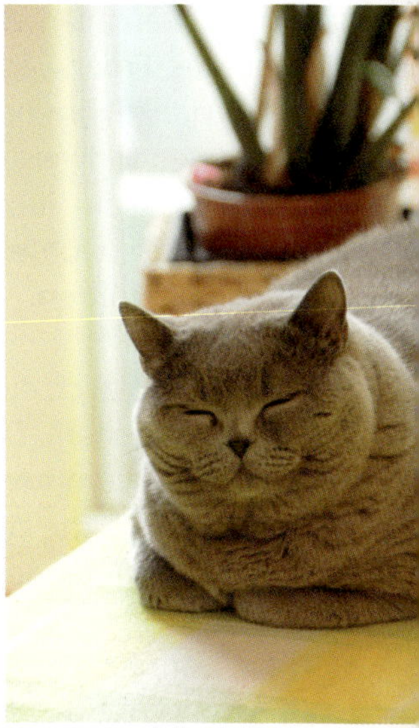

Als Kind wuchs ich teils in Kärnten, teils in Vorarlberg auf. Ich durfte so in sehr jungen Jahren schon erfahren, dass es schön ist, in einer Gegend zu leben, in der sich drei Länder begegnen, denn dadurch fiel auch so manche Begrenzung im Kopf weg. Mein Vater hat mir vorgelebt, dass man zur Arbeit auch über die Grenze in die Schweiz fahren kann und ein Grenzbalken keine Barriere darstellt. Dafür bedanke ich mich sehr herzlich bei ihm.

Nach einer sehr frühen Heirat gebar ich zwei wundervolle Söhne, Michael und Andreas, die eine große Bereicherung in meinem Leben sind. Meinem Exmann Georg möchte ich auf diesem Wege sagen, dass unsere Scheidung für mich notwendig war, um auf meinen vorgezeichneten Lebensweg zu gelangen.

Von Kindesbeinen an begleitete mich eine Feinfühligkeit in Bezug auf Räume. Ich litt als Kind oft unter akuter Kälte, wenn ich einen Raum betrat. Meine Mutter nahm vorsorglich immer eine Strickjacke mit, wenn wir irgendwo hingingen, weil sie meine Eigenart kannte, aber natürlich die dahinterliegende Ursache nicht wusste. Sie bat zwar auch unseren Hausarzt, mich deswegen nach möglichen Krankheiten zu untersuchen, dies tat er jedoch ohne Erfolg. Er sagte nur, dass mir nichts Organisches fehle. Natürlich war die Ursache dieses Phänomens nicht zu ergründen, denn diese waren Energien, die ich schon damals in Räumen aufspüren konnte. Später verschwanden diese Gefühle teilweise, oder sie wurden von mir verdrängt.

Nach zehn Jahren Beziehung mit meinem Lebensgefährten Andreas musste ich durch sein Verhalten mir gegenüber sehr schmerzhaft erfahren, dass sich mein Leben in eine andere Richtung bewegen sollte, und von da an gab es keine Möglichkeit mehr, eine normale Beziehung zu führen. Ich suchte mir schon damals Hilfe von »oben«, um zu verstehen, was ich aus dem Drama lernen sollte. Mittlerweile ist Andreas' Erdenweg zu Ende gegangen, und ich danke ihm heute für seine erbarmungslosen Hinweise. Als ich nach dieser Beziehung allein lebte, ging alles ganz schnell, so als würde jemand in meinem Leben Regie führen.

Ich spürte plötzlich ein unglaubliches Verlangen zu räuchern. Die Begeisterung fürs Räuchern schlummerte schon sehr lange in mir. Ich hatte das zwar früher auch schon hin und wieder empfunden, wenn ich zum Beispiel als Kind zu Weihnachten mit dem Räuchertopf durch das Haus und rund um das Haus ging. Schließlich deckte ich mich eines Tages mit allen notwendigen Utensilien ein und fing an zu experimentieren. Ich war fasziniert von der Kraft des Rauches, der sich durch das Auflegen von Harzen und Kräutern auf die glimmende Kohle entfaltete. Mein Vater sagte mir, dass seine Mutter genauso geräuchert und auch dieselben Zutaten verwendet habe. Diese Parallelen machten mich stutzig, und ich wollte einfach wissen, was meine Großmutter damals wirklich getan hatte. Ich erinnerte mich plötzlich wieder, dass sie mir immer Tipps gegeben hatte, wenn sie zu Besuch ge-

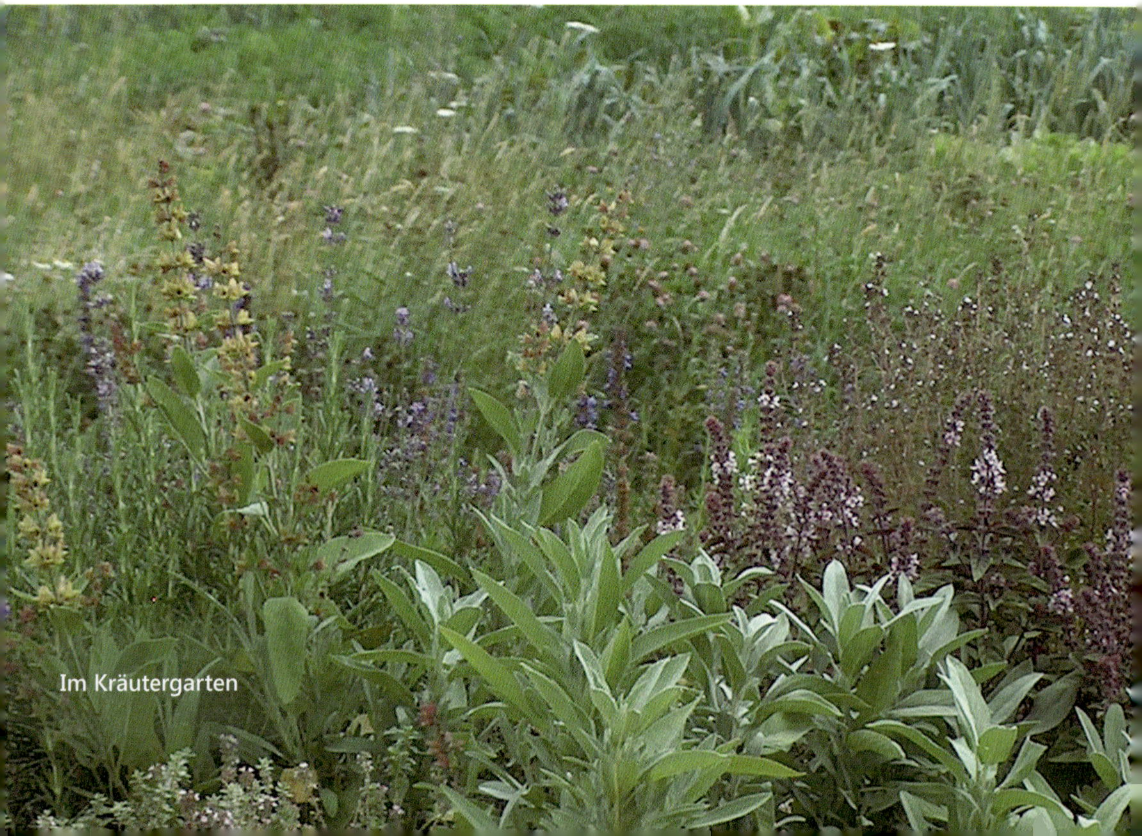

Im Kräutergarten

kommen war und meine Kinder zum Beispiel eine Erkältung hatten. Sie riet mir damals zu räuchern, damit die Bakterien und Viren im Körper schneller weggingen. Aus Erzählungen meines Vaters erfuhr ich, dass sie auch an Menschen geräuchert hatte und damit erfolgreich gewesen war. Mein Vater zeichnete mir außerdem ein Schutzsymbol auf, das sie immer verwendet hatte. Siehe da! Ich hatte instinktiv dasselbe verwendet. Ich war so fasziniert von diesen Gemeinsamkeiten, dass ich intensiver nachforschte und überlegte, was mir das alles sagen sollte. Es sind mir in dieser Zeit auch Räucherbücher »zugefallen«, und Menschen erzählten mir vom Räuchern, ohne dass jemand von meinen Nachforschungen wusste.

Kurze Zeit später reiste ich nach Bali und war ganz erstaunt darüber, dass mich im Hotel ein Heiler ansprach und mir sagte, er hätte eine Botschaft für mich. Ich dachte mir zunächst, dass das dort normal sei, denn Heiler gibt es in diesem Land sehr viele, und sie ersetzen dort auch häufig die Ärzte. Ich ging mit dem Heiler zu einer Sitzgruppe, und er bat mich, Platz zu nehmen und die Augen zu schließen. Nach kurzer Zeit sagte er mir, dass meine

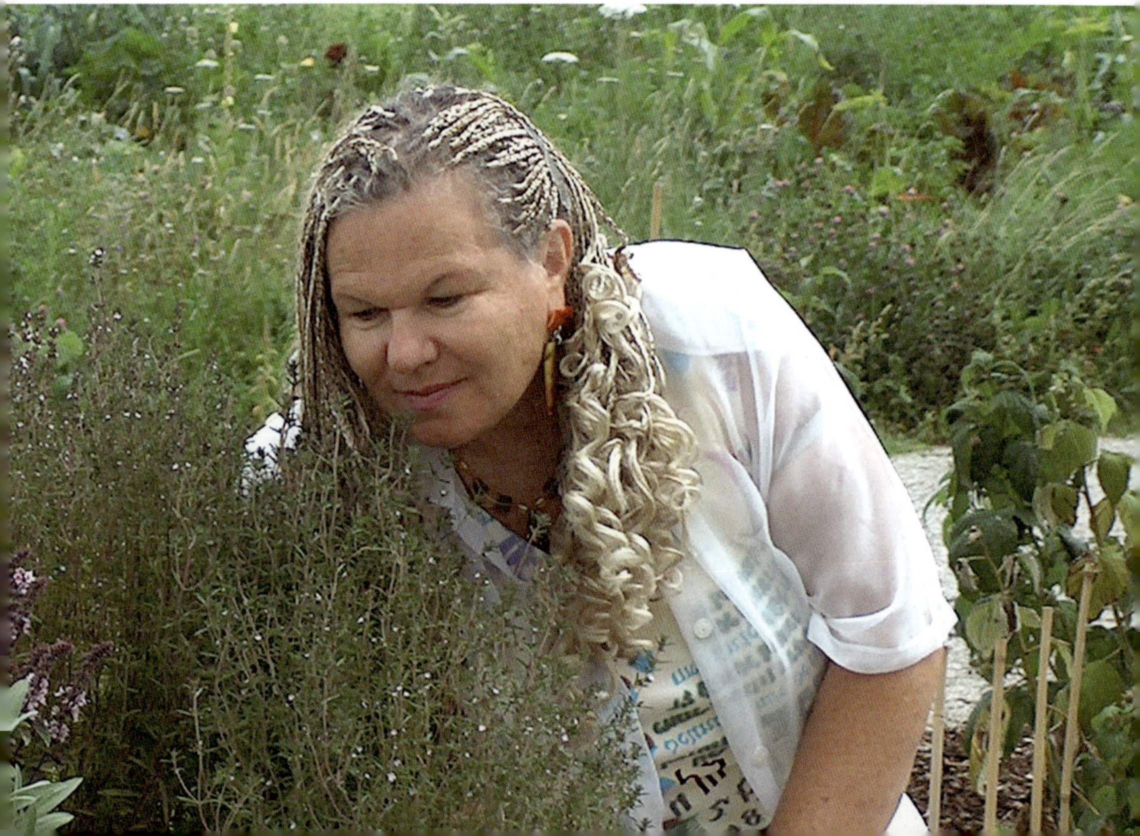

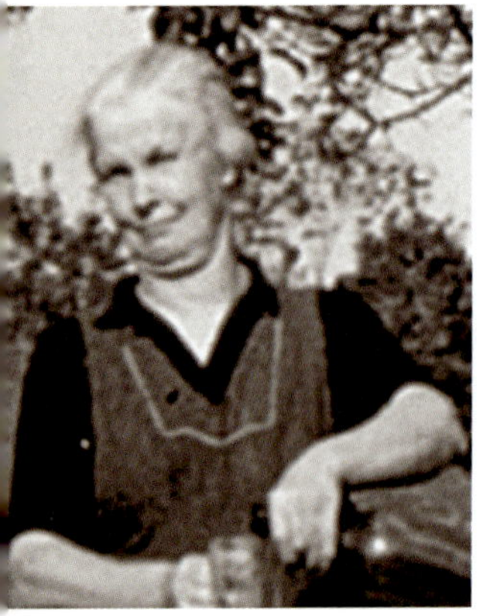
Meine Großmutter

linke Körperhälfte mehr wiege als meine rechte. Ich dachte mir: Na ja, ob diese Botschaft wohl so wichtig für mich ist? Doch später fand ich heraus, dass er recht hatte, denn ich habe links zwei Nieren und rechts nur eine. Ich ahnte zu diesem Zeitpunkt noch nicht, dass seine nächste Botschaft mein Leben verändern würde. Sie lautete nämlich: »Deine Großmutter lässt dich grüßen, und sie will dir sagen, dass sie das ganze Wissen, das sie dir in einem früheren Leben genommen hat, wieder auf dich überträgt und so lange freiwillig bei dir bleibt, bis alles wieder in deinen Händen ist. Es handelt sich dabei um das alte Wissen über das Räuchern.« Ich weiß nicht mehr, wie lange ich diesen Heiler damals wortlos anstarrte, aber ich wusste intuitiv, dass diese Botschaft wahr war. Der Heiler kannte nicht einmal meinen Namen und wusste schon gar nicht, woher ich kam oder was ich tat.

Der erste Mensch, den ich nach meiner Rückkehr auf heimischem Boden traf, war eine Bekannte, die mir erzählte, dass sie gerade eine Rückführung gemacht hatte, um herauszufinden, ob ihr jetziges Leben mit einem früheren Leben zusammenhing bzw. ob da etwas unerledigt geblieben war, was sie jetzt in diesem Leben zu Ende bringen sollte. Das war für mich nun der letzte notwendige Beweis dafür, dass jemand in meinem Leben die Regie übernommen hatte, um mich auf den Weg zu führen, auf den ich gehörte. Natürlich machte ich auch sofort einen Termin bei einem sehr anerkannten Spezialisten in Sachen Rückführung aus, und ich konnte in der Sitzung wirklich erleben, wie mein damaliges Leben vor meinen Augen abgespult wurde.

Ich sah mich mit dunklem, halblangem, glattem Haar in einem sehr schmächtigen Körper. Meine Stirn war mit einem Band bedeckt. Es war die Zeit der Kelten, und ich war eine keltische Priesterin, die eine Sippe anführte. Ich wohnte in einer Höhle. Priesterinnen wie ich hatten einen hohen gesellschaftlichen Stellenwert, denn sie waren für alle rituellen Handlungen zuständig. Dazu gehörte natürlich auch das Räuchern. Eines Tages kam ein Mann zu mir und sagte, dass er jetzt meine Arbeit machen würde und dass ich mich in meine Höhle zurückziehen solle. Ich war damals 33 Jahre alt. Seine Begründung war, dass er die Arbeit besser könne als ich. Also nahm er mir meine Arbeit weg. Dieser Mann war jene Seele, die in meinem jetzigen Leben die Rolle meiner Großmutter innehatte. Nach dem Verlust meines Amtes beachtete mich mein Volk nicht mehr. Man konnte sich damals nicht einfach hinstellen und sich verteidigen, sondern man musste damit leben, war man einmal angeschwärzt. Das wollte ich aber nicht und beging mittels Schlangengift Selbstmord. Wer sich aber das Leben nimmt, muss dasselbe Schicksal nochmals durchleben. Daher war in meinem jetzigen Leben auch die Beziehung zu meiner Großmutter schwierig. Sie konnte mich nicht wirklich gut leiden. Oft bekam ich von ihr dieselben Worte zu hören, wie sie auch dieser Mann aus meinem früheren Leben gebraucht hatte, zum Beispiel »Du bist ja zu nichts zu gebrauchen.« Sie schenkte mir auch nie etwas, beschenkte aber andere Enkelkinder in meinem Beisein. Also machten wir im Prinzip dort weiter, wo wir in der Keltenzeit aufgehört hatten. Nach ihrem Tod konnte sie mir dann auf Bali mit ihrer Botschaft einen Hinweis geben, wo ich nachforschen sollte.

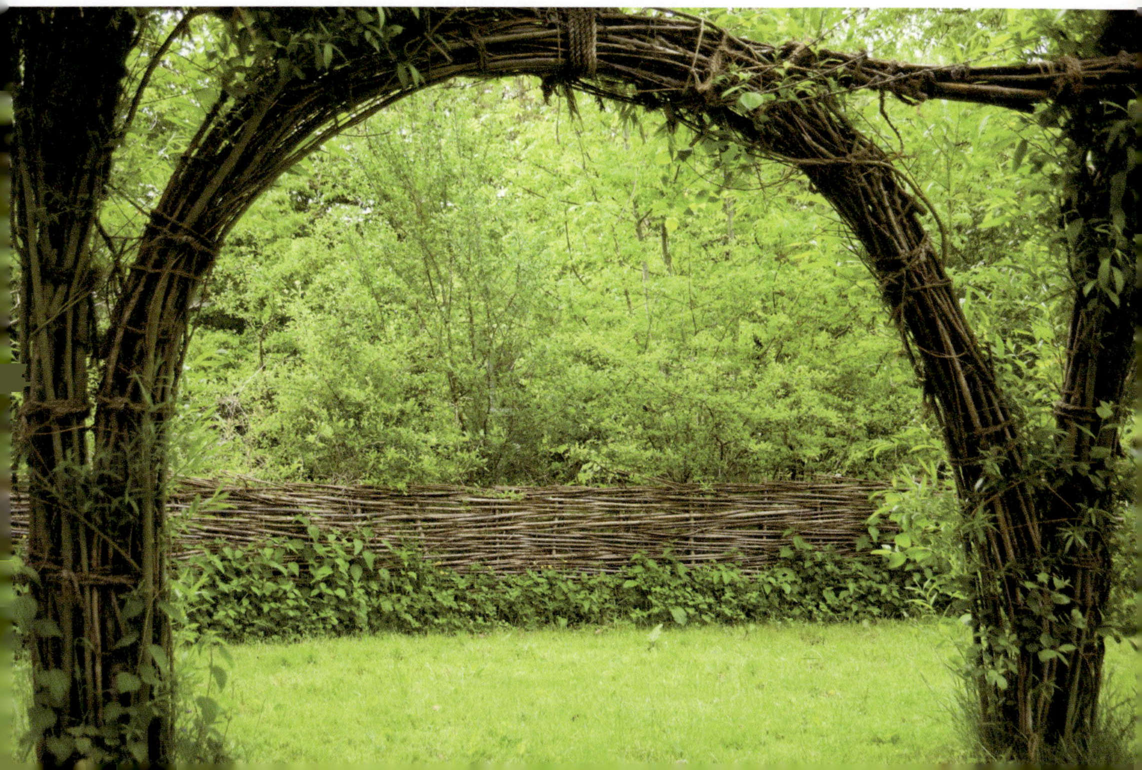

Von diesem Zeitpunkt an war ich sehr erleichtert, dass ich den roten Faden meines Schicksals – das Thema Räuchern – gefunden hatte. Ich nahm die Herausforderung an und machte dort weiter, wo ich in der Keltenzeit hatte aufhören müssen, weil mir meine »Großmutter« in die Quere gekommen war.

Heute ist mir diese Seele eine große Hilfe, weil ich von ihr viele Impulse bekomme. Es war letztlich auch ihre Hartnäckigkeit, die mich dazu brachte, mit dem Herstellen von Räucherwerk zu beginnen. Über einen englischen Auramaler bekam ich die Botschaft, dass mir meine Großmutter etwas schenken wolle. Er zog eine Schublade heraus und gab mir einen Sticker in Form eines Herzens in die Hand. Er sagte, dass ich dieses Herz auf die Räuchermischungen aufkleben solle, was ich seit damals immer tue. Auch er wusste nichts von meiner Geschichte und dem Räuchern.

Themenräucherungen

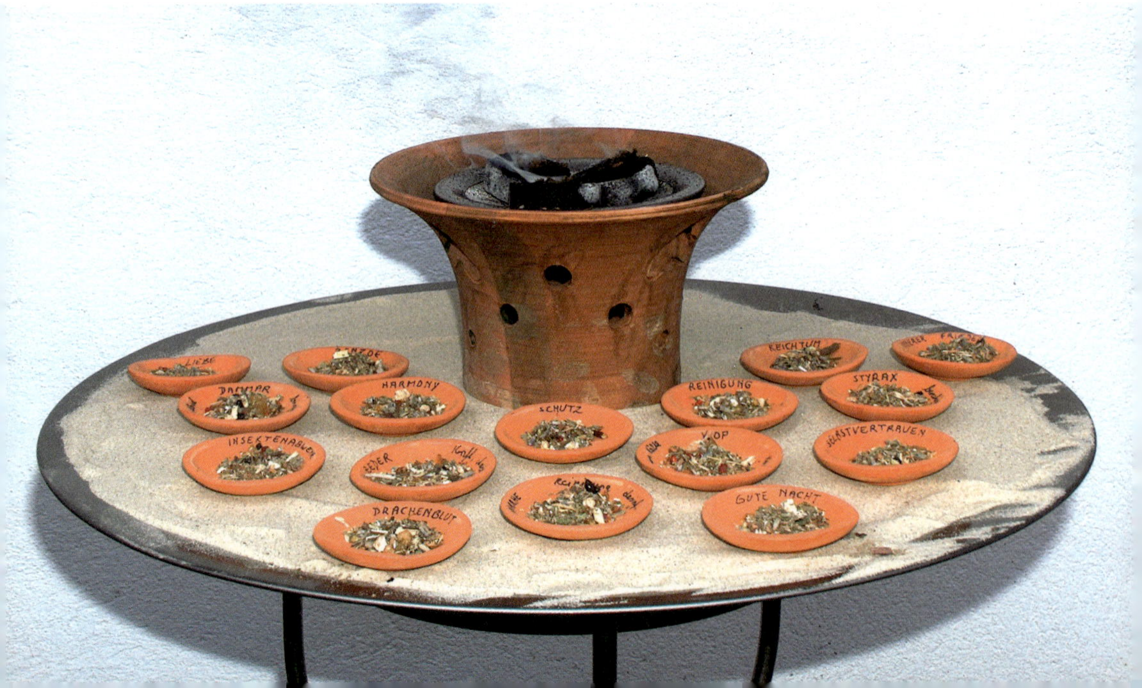

Meine Fähigkeit, in den Räumen Energien verschiedenster Art zu spüren, verstärkte sich seitdem immens, und ich wurde diesbezüglich immer sensibler. Heute kann ich in den Energien lesen wie in einem Buch und kann genau sagen, was in den Räumen, in denen ich mich befinde, passiert ist. Daher werden Sie mich auch nie auf einem Flohmarkt oder bei Menschenansammlungen antreffen und auch nicht in Einkaufstempeln, in denen heutzutage ja auch nicht mehr die Freude darüber zu spüren ist, dass man es sich leisten kann, dort einzukaufen. Die Menschen verströmen an diesen Orten für mich spürbar Aggressionen, Stress, Unlust, Frust und Unzufriedenheit darüber, dass sie vieles anschauen, sich aber vieles nicht kaufen können, weil ihnen das Geld fehlt. Natürlich spüre ich auch die Energien am Menschen selbst, und ich entferne mich von Negativität ausstrahlenden Menschen sehr bald, einfach weil ich es in ihrer Nähe schwer aushalten kann. Viele Menschen sprachen mich bereits darauf an, und manchmal wurde ich fast bemitleidet, dass ich so eingeschränkt leben muss. Ich sehe das aber gar nicht so negativ – im Gegenteil. Es ist sogar positiv für mich, sofort zu spüren, welcher Ort oder Mensch mir nicht guttut.

Ich bin sehr dankbar dafür, dass ich meine Arbeit tun darf und dass ich das Räuchern nicht in einem Seminar lernen musste, sondern alle notwendigen Fähigkeiten dazu in mir trage. In diesen mehr als zehn Jahren, in denen ich sehr viele Häuser, Wohnungen, öffentliche Gebäude und Firmen durch Räuchern gereinigt habe, ist mir aufgefallen, dass Menschen am Anfang meiner Tätigkeit meine Arbeit gern als Esoterik abtun. Bald verstehen diese Menschen jedoch, dass hinter dieser Reinigungsmethode viel mehr altes Wissen steckt. Das Wort »Esoterik« wird sehr gern wie ein Mülleimer verwendet, in den man alles hineinschüttet, mit dem man nichts anfangen kann oder über das man keine genaue Kenntnis hat. Dabei bedeutet dieses Wort nichts anderes als »die Lehre von innen«.

Ich habe in der Zeit, in der ich als Mitarbeiterin im Rathaus Klagenfurt tätig war, immer wieder festgestellt, dass Menschen mit der Unterscheidung zwischen altem Wissen und Esoterik Schwierigkeiten haben. In Unwissenheit der Differenzierung wird alles als mystisch eingeordnet. Kopflastige Menschen sind in der Regel nicht so gut in der Lage, etwas als gegeben anzunehmen, was man nicht »greifen« beziehungsweise was man nicht sehen kann, so wie eben Energien. Ich werde immer wieder mit diesbezüglichen Fragen konfrontiert; bei deren Beantwortung merke ich aber, dass ich bei meinem Gegenüber auf taube Ohren stoße, weil er eben nicht »auf Empfang geschaltet ist«. Am ehesten akzeptiert wird meine Antwort von solchen Menschen, wenn ich erzähle, dass bereits alle unsere Vorfahren diese alte Methode des Räucherns zur Reinigung anwandten und es sich deshalb bei meinem Wissen um Überlieferungen aus vielen Generationen handelt. Mit solchen bodenständischen Erklärungen gelingt mir meist ein besserer Zugang zu den Menschen.

Ich hoffe sehr, dass es eines Tages auch in öffentlichen Gebäuden möglich sein wird, problemlos energetische Reinigungen durchzuführen. Zu wünschen wäre dies allen darin wohnenden und arbeitenden Menschen, weil gerade in alten Gebäuden sehr viele Altlasten hängen und das Arbeiten in solchen Räumen dadurch erschwert wird. Einige Gemeindeämter in Kärnten wurden von mir schon durch Räuchern gereinigt, und die Reaktionen darauf waren außerordentlich positiv. Das war für mich eine sehr schöne Erfahrung. Mittlerweile habe ich auch viele vergleichbare öffentliche Gebäude gereinigt und auch von dort hervorragende Rückmeldungen erhalten.

Viele Menschen von Hamburg bis München und in ganz Österreich habe ich mit meinen Vorträgen, Seminaren und Workshops erreicht und ihnen gezeigt, wie einfach es ist, ein von negativen Energien unbelastetes Leben zu führen, indem sie die alte Reinigungsmethode des Räucherns anwenden. Dieses alte Wissen ist so alt wie die Menschheit selbst und wartet nur darauf, eingesetzt zu werden.

Es haben bereits viele Medien über mich berichtet. Ob Fernsehen oder Radio, ich hatte immer die Möglichkeit, simpel und einfach zu erklären, was ich für Menschen tun kann. Redakteure haben immer sehr genau recherchiert und authentisch geschrieben, sodass nichts aus dem Zusammenhang gerissen wurde.

Ich möchte den Tag nicht missen, an dem ich mit dem Räuchern begonnen habe und seit dem ich vielen Menschen helfen konnte. Meist bekomme ich von ihnen große Dankbarkeit zurück. Aufgrund meiner vielfältigen Ausbildung habe ich für meine Tätigkeit eine ganze Palette von Hilfswerkzeugen. Ich bin diplomierte Fachwirtin für Marketing, beherrsche Stenographie und war in meinem Berufsleben immer in Positionen tätig, in denen ich sehr viele wertvolle Erfahrungen sammeln durfte, sowohl in der Privatwirtschaft als auch im öffentlichen Dienst.

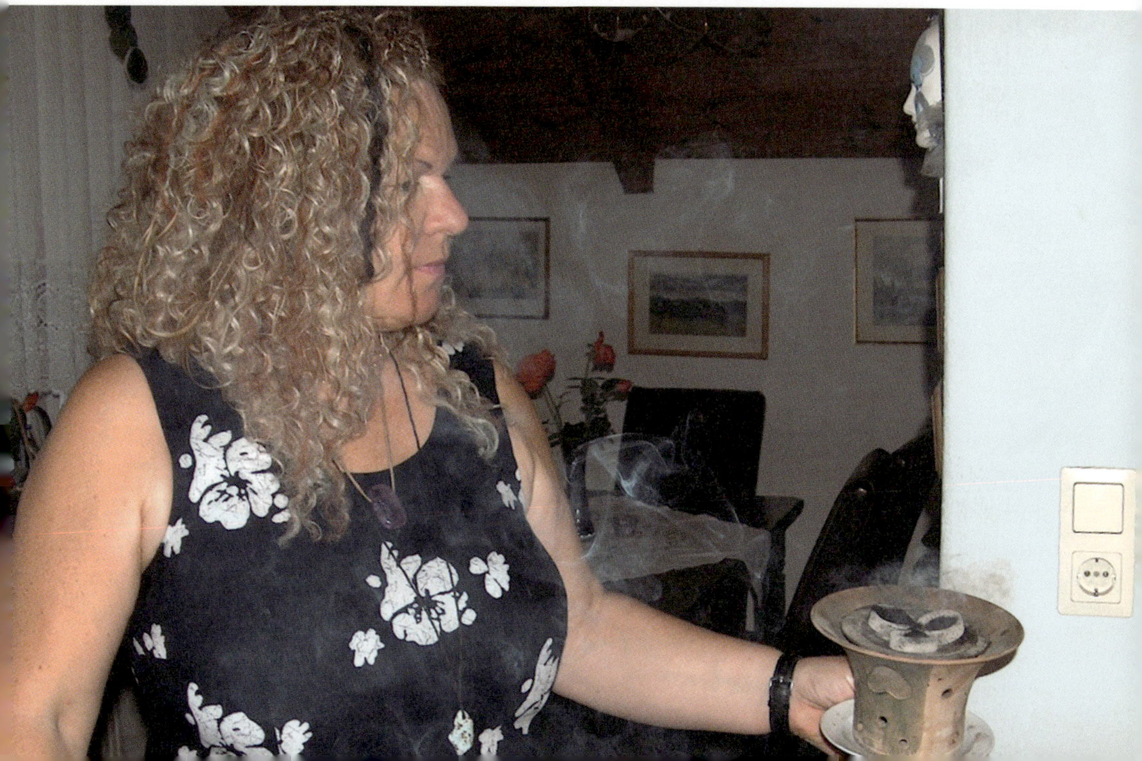

Dieses Buch möchte ich meinen verstorbenen Eltern widmen:

- meinem Vater, der mich gelehrt hat, zu dem zu stehen, was man tut. Er war auch derjenige, der meine ersten »Gehversuche« mit dem Räuchern mitbekam und mir die Zusammenhänge zwischen mir und meiner Großmutter erklären konnte. Leider konnte er meinen Erfolg nicht mehr miterleben, aber auf einer anderen Ebene wird er diesen sehen und sich mit mir freuen.

- meiner Mutter, die mitten aus ihrem aktiven Leben gerissen wurde. Sie lehrte mich, immer fröhlich zu sein und auf Menschen zuzugehen. Bis kurz vor ihrem Tod beeindruckte sie Menschen mit ihrer fröhlichen Art. Sie war mir außerdem eine liebevolle Hilfe beim Schneiden und Trocknen von Räucherkräutern. Sie wollte immer noch mehr tun, weil sie gesehen hatte, wie viele Arbeitsgänge es erforderte, die wertvollen Kräutermischungen herzustellen. Die Geburt ihres Urenkels Gabriel durfte sie leider nicht mehr miterleben. Er könnte in meine Fußstapfen treten. Möglicherweise tut dies aber auch ein anderes Enkelkind, das erst noch geboren wird. Denn das alte Wissen und die Fähigkeiten zum Räuchern werden nicht auf die nächste Generation übertragen, sondern auf die übernächste. Wer auch immer es sein wird, ich freue mich darauf, ihm oder ihr mein Wissen zu gegebener Zeit zu übertragen und es damit für die Nachwelt zu erhalten.

- Danke sagen möchte ich auch meinem Seelenpartner Rolf, der mich in organisatorischen und kreativen Belangen hervorragend unterstützt.

Danke!

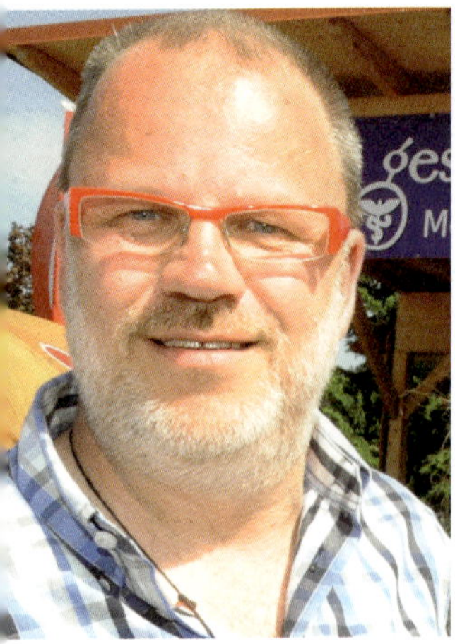

Rolf Bickelhaupt unterstützt mich und sprüht immer vor neuen Ideen

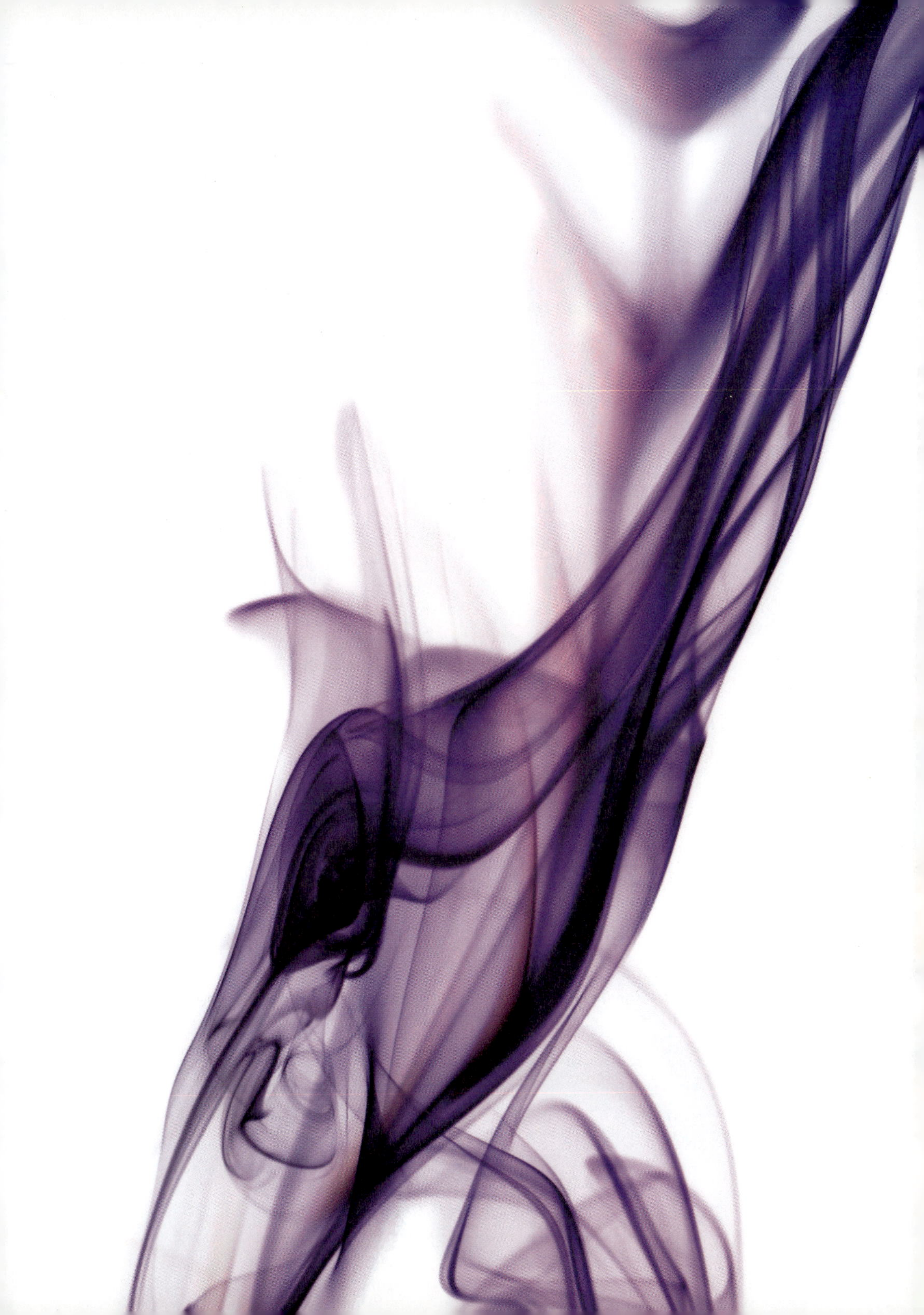

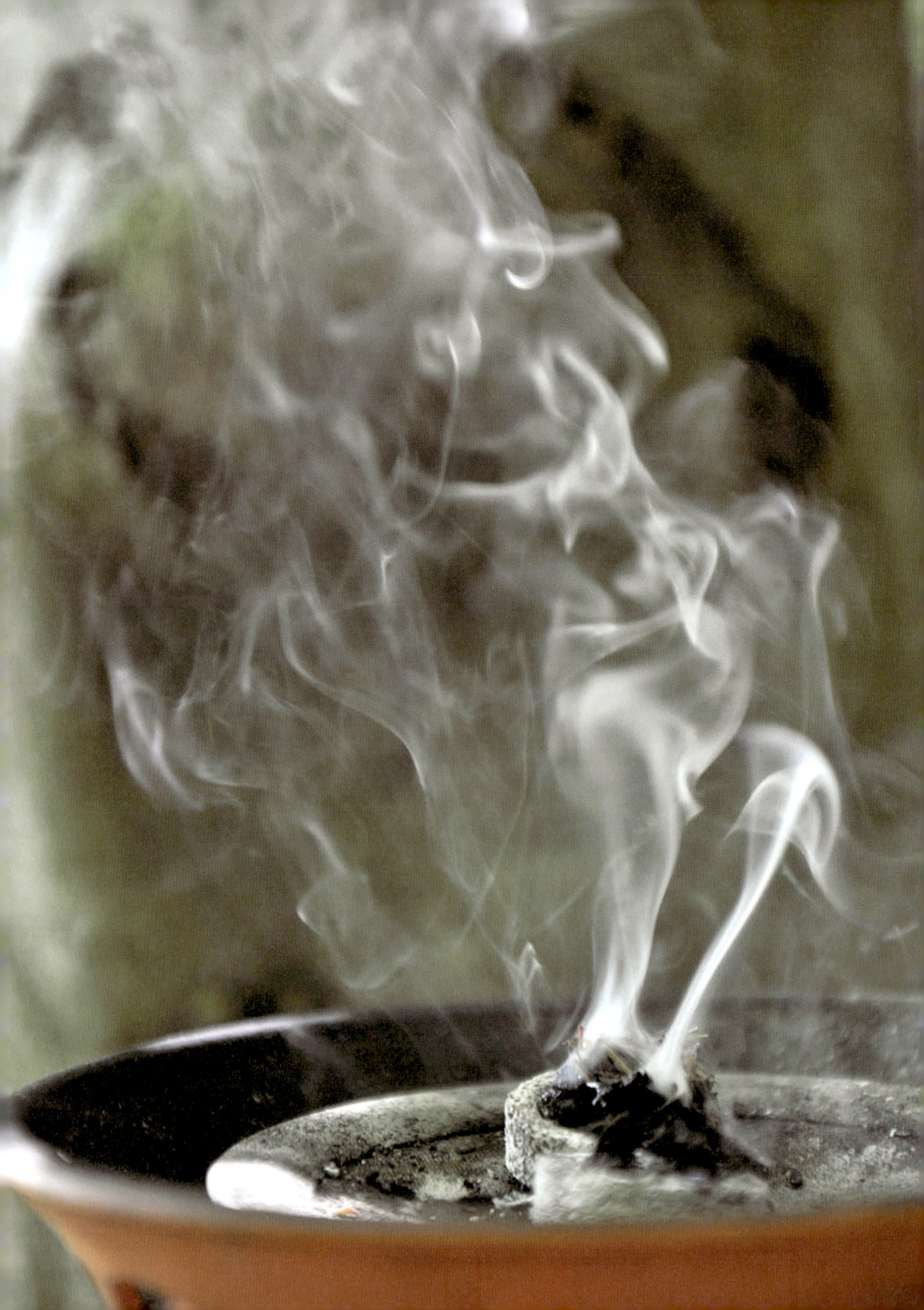

EINLEITUNG

Es gibt zum Themenbereich Räuchern sehr viele Vorurteile. Diese entstehen, weil Menschen die verschiedenen Einsatzgebiete des Räucherns nicht unterscheiden und alles in einen Topf werfen. Wenn nun aber alles Wissen, das man zu einem Thema hat, darin besteht, was einem hier und da mal erzählt wurde oder was man in dem einen oder anderen Buch gelesen hat, dann hat man nur Wissensfragmente angesammelt. Es ist nicht ratsam, solche Wissensteilchen allesamt in einen Topf zu werfen und dann umzurühren. Auf diese Weise entstehen nur Unsicherheiten und Berührungsängste.

Das Räuchern ist so alt wie der Gebrauch des Feuers durch die Menschen. Die Menschen verstanden es schon zu Urzeiten, genau die richtigen Harze, Kräuter, aber auch Wurzeln und Blätter als Räucherwerk zu verwenden, und konnten auch direkt am eigenen Körper spüren, wie sich die verschiedenen Stoffe auf das Wohlbefinden auswirken.

In meiner Heimatregion räucherten die Kelten rituell zu jedem festlichen Anlass wie zum Beispiel Feiertagen, Hochzeiten, Geburten und Todesfällen. Unabhängig davon reinigten sie aber auch täglich mit Räuchern ihre Behausungen. Für eine Keltenfrau war der Hausputz nicht abgeschlossen, bevor nicht auch die negativen Energien durch Räuchern entsorgt waren. Die Menschen achteten damals viel stärker auf ihr Gespür und hatten daher immer das Bedürfnis, sich in allen Lebensbereichen gute Energien zu schaffen und zu erhalten. Doch auch in nachkeltischer Zeit war Räuchern in unseren Breiten immer noch ein fester Bestandteil des Alltags, ebenso wie das rituelle Räuchern zu besonderen Anlässen.

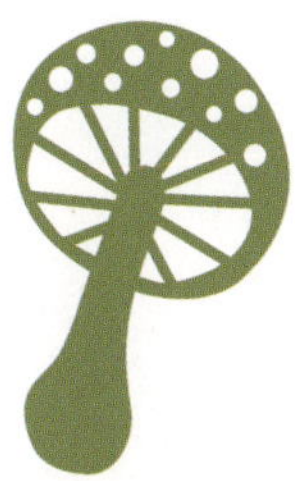

Wenn man nun betrachtet, was heute von diesen alten Traditionen noch existiert, lassen sich große regionale Unterschiede festmachen. Besonders in den ländlicheren Gebieten kennt man teilweise noch das Brauchtumsräuchern. Es gibt aber auch Regionen, in denen das Räuchern nicht mehr bekannt ist und der Wissensstand der ist, dass Räucherwerke Duftstoffe sind, die beim Verbrennen im besten Fall einen angenehmen Geruch verbreiten. Besonders bei meiner Arbeit mit Kindern stelle ich fest, dass es ganz wenige gibt, die Wissen über das Räuchern von Großmüttern oder Großvätern überliefert bekommen haben. Dabei sind gerade Kinder diejenigen, die intuitiv spüren, dass diese Methode der Raumreinigung viel Positives im Leben und im Alltag bewirkt.

Um zu wissen, welche Räucherart zu welchen Zwecken eingesetzt werden sollte und was sie bewirkt, kann man drei große Säulen des Räucherns unterscheiden. Diese werden im folgenden Kapitel vorgestellt.

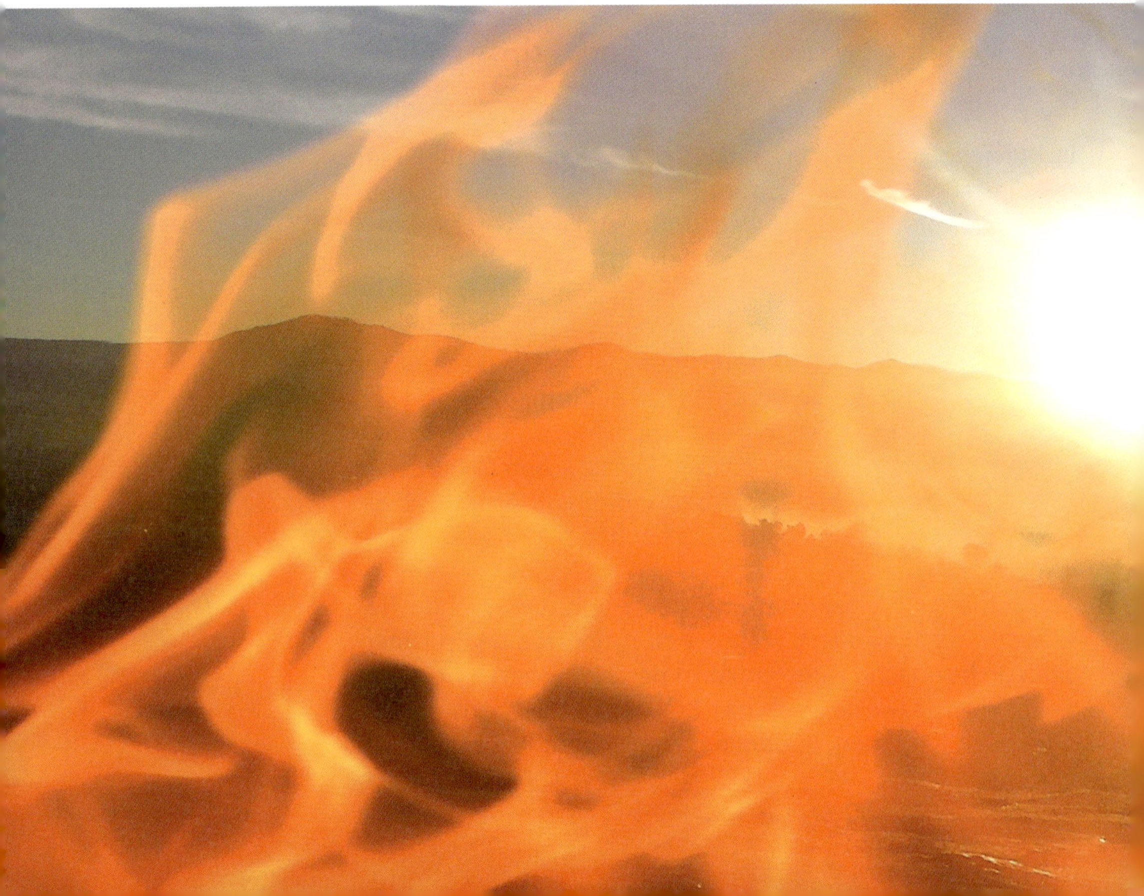

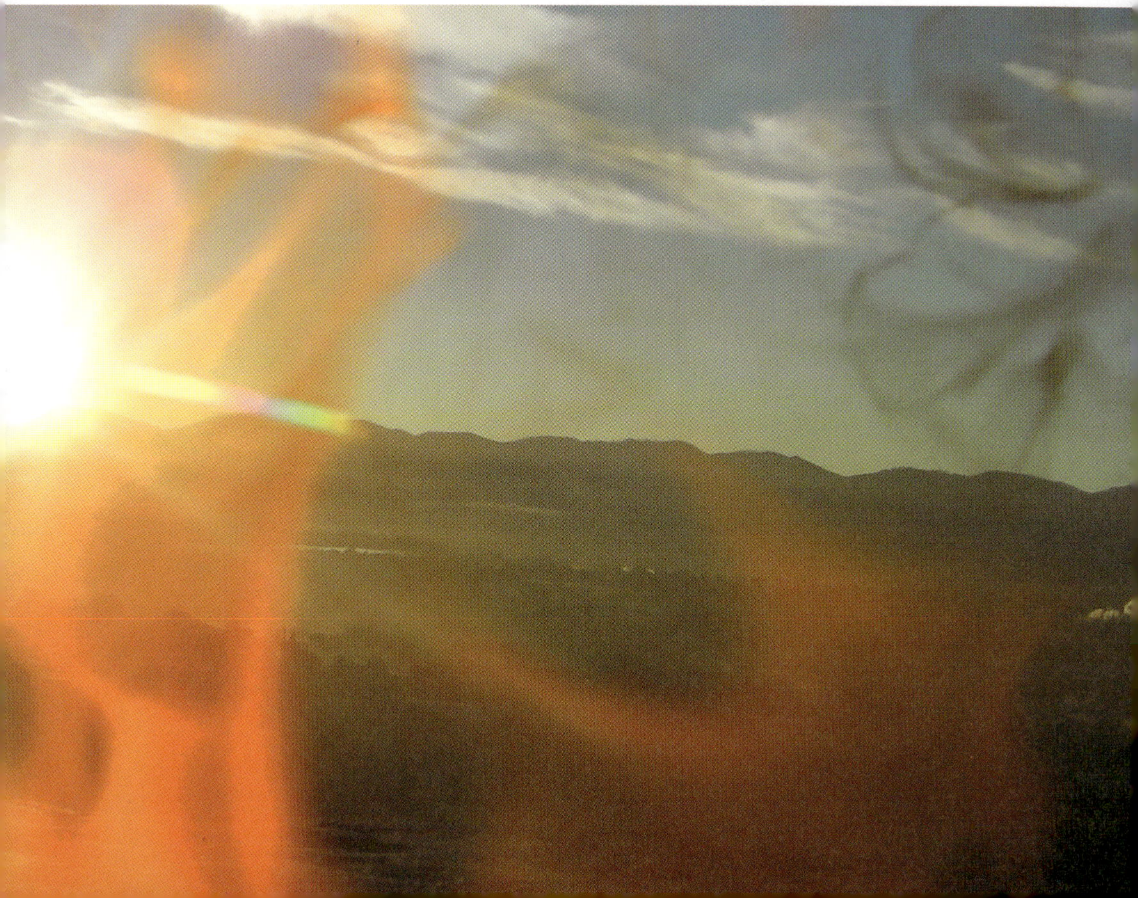

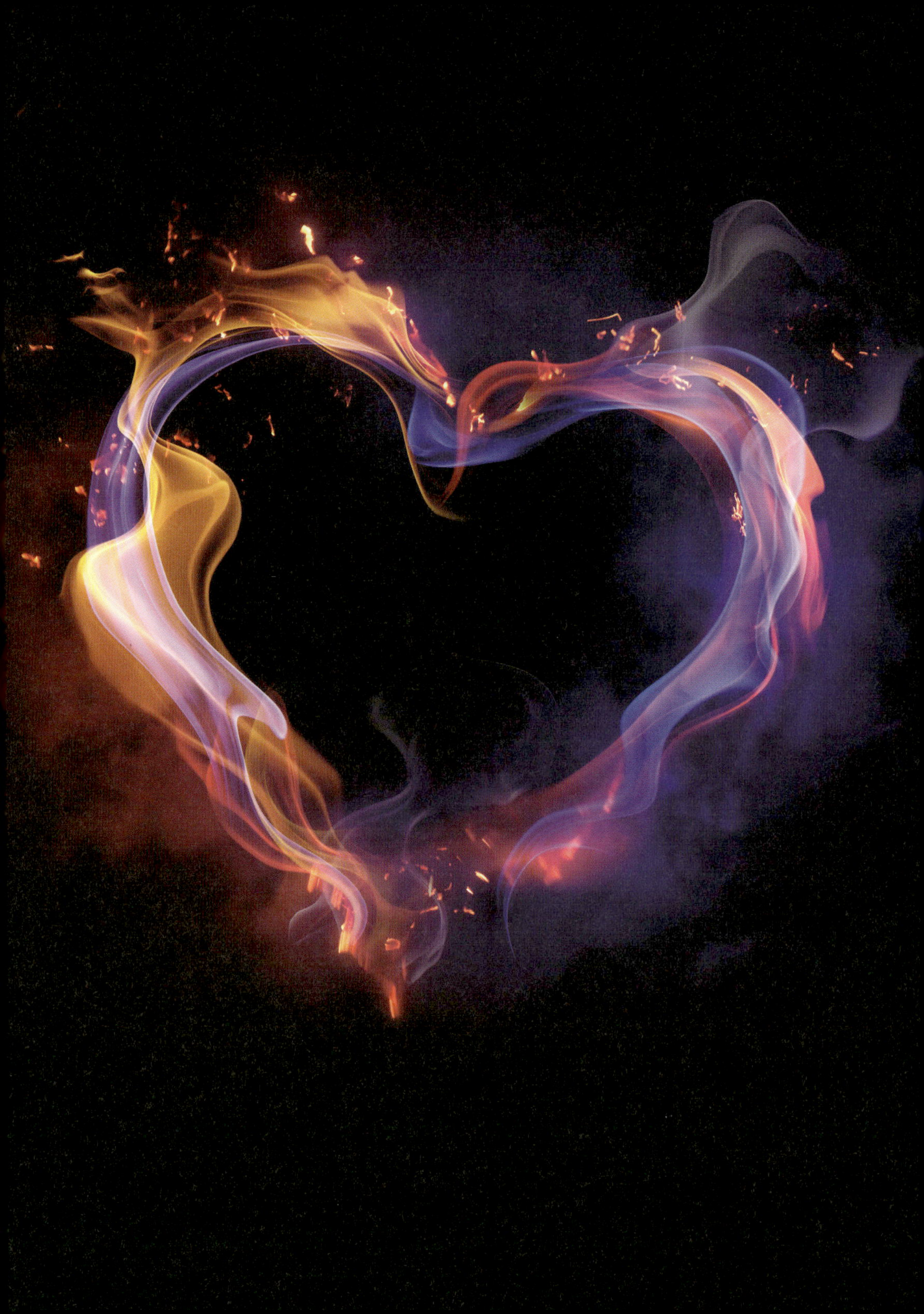

Die drei Säulen des Räucherns

Räuchern als Brauchtum

In den Rauhnächten, insbesondere aber an den Tagen und Nächten vom 24. Dezember, dem 31. Dezember und dem 5. Januar, ist es in vielen Teilen der Alpenländer nach wie vor Brauch, traditionell zu räuchern.

Von alters her wurden in den Rauhnächten immer auch die Ställe neben den Bauernhöfen mitgeräuchert, damit auch die Luft bei den Tieren desinfiziert und gereinigt war. Hinter diesem Brauchtum steckt der Gedanke, dass man an diesen Tagen die »bösen Geister austreiben« wollte.

Mir hat diese Erklärung nie so recht gefallen, und ich habe mich auf die Suche gemacht, den wirklichen Sinn dahinter herauszufinden. In einem sehr alten Buch fand ich dann eine Erklärung für diesen Brauch. Darin hieß es, dass man den oben genannten drei Wörtern auch andere Bedeutungen zuordnen kann, nämlich:

böse = schlecht

Geist = Energie

austreiben = entfernen

Also steckt hinter diesen Worten, anders gedeutet, die simple Botschaft: »schlechte Energien entfernen«. Dass das Brauchtumsräuchern dreimal hintereinander und zu Beginn eines neuen Jahres erfolgen sollte, lässt darauf schließen, dass man die schlechte Energie nicht mit ins nächste Jahr tragen wollte. Das traditionelle Räuchern zur Weihnachtszeit hatte also auch etwas mit Reinigung zu tun. Dies stellt auch eine Gemeinsamkeit mit anderen Kulturen dar.

Die ursprüngliche Mischung, die seit jeher zum traditionellen Räuchern während der Rauhnächte verwendet wird, setzt sich aus Weihrauch, Myrrhe und Speik zusammen.

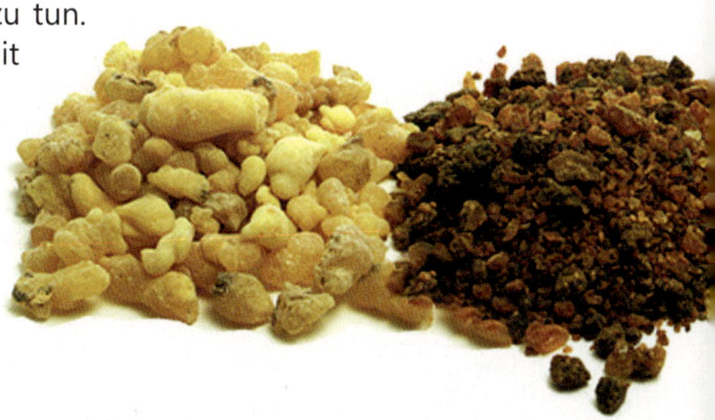

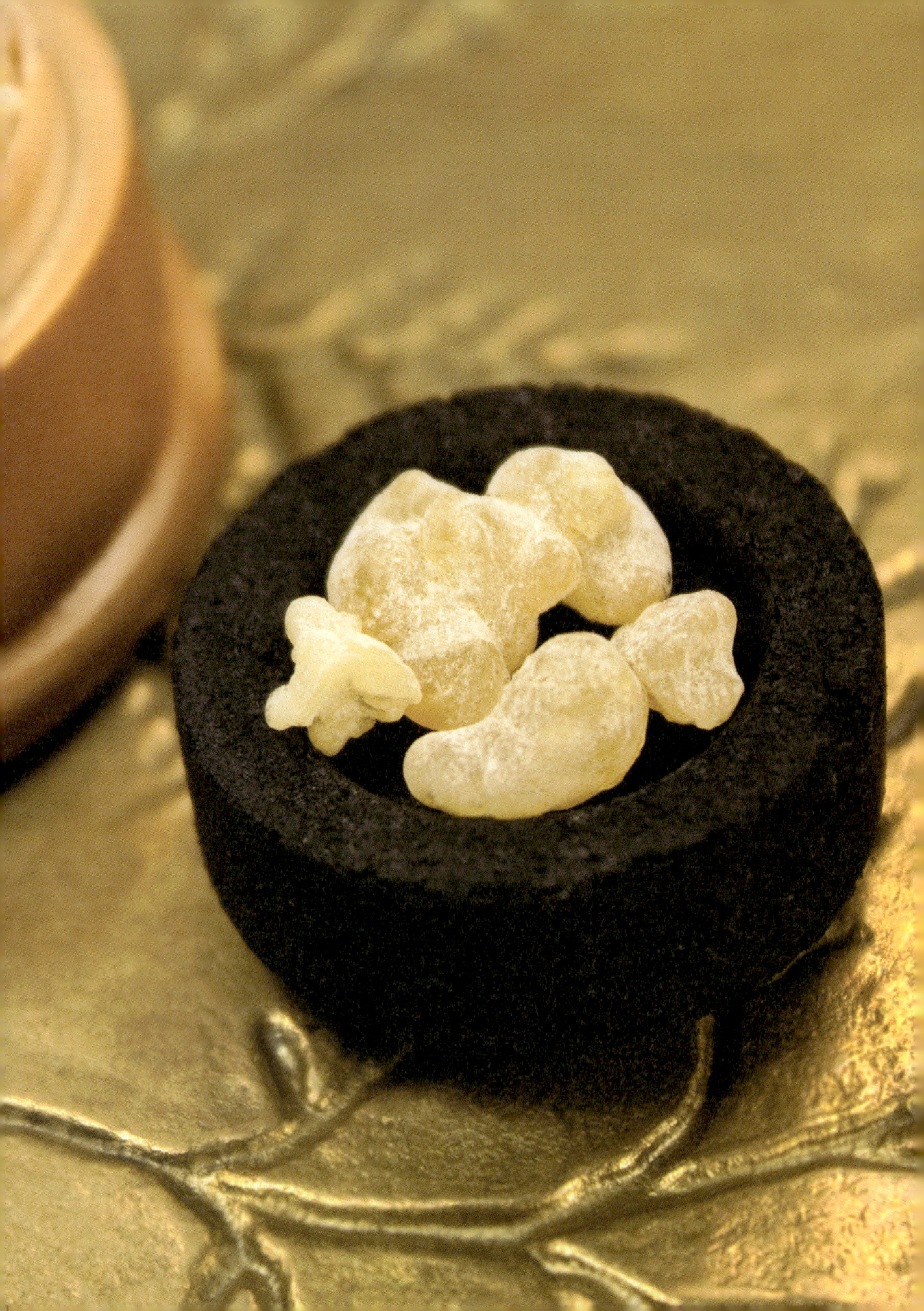

Weihrauch

Dieser Räucherstoff wird in Afrika und Arabien aus Harzkörnern gewonnen, die dem Boswelliastrauch entnommen werden. Die Ernte erfolgt, wenn der Strauch acht Jahre alt ist. Das erste Harz, das austritt, ist minderwertig. Erst das nachfolgende kann verwendet werden. Pro Strauch werden bei jeder Ernte circa fünf Kilogramm Harz gewonnen. Nach drei aufeinanderfolgenden Jahren regelmäßiger Ernte gibt es für den Strauch eine Erholungsphase von etwa vier Jahren.

Schon die alten Ägypter nutzen Weihrauch als desinfizierendes und entzündungshemmendes Heilmittel. Die ägyptische Bezeichnung für Weihrauch lautet übersetzt »Gottesduft« oder »Schweiß der Götter«. In der Antike war Weihrauch ein sehr teures Handelsgut, und der Ursprung des Weihrauchs wurde sogar geheim gehalten. Den Weg, auf dem das wertvolle Harz transportiert wurde, nannte man »Weihrauchstraße«. Im ursprünglichen Sinne war Weihrauch ein ganz besonderes Räucherwerk, dessen Verwendung damals Fürsten vorbehalten war.

Hippokrates und auch Hildegard von Bingen setzten Weihrauch zur Wundreinigung und bei Krankheiten der Atemwege ein.

Nach 1875 gerieten die Behandlungsmethoden mit Weihrauch durch das vermehrte Aufkommen von chemischen Medikamenten in Vergessenheit. Er wird allerdings heutzutage wieder besonders bei Rheumatismus und anderen Entzündungskrankheiten mit Erfolg eingesetzt. Der Thüringer Pharmakologe H. P. T. Ammon stellte mit seinem Team fest, dass Extrakte aus dem Saft des Boswellia-Strauches Stoffe im Körper binden, die Entzündungen im Darm hervorrufen. Auch bei Asthma gibt es bei der Behandlung mit diesen Stoffen nachweisliche Erfolge.

In der Räuchermischung, die traditionell während der Rauhnächte verräuchert wird, hat der Weihrauch die Aufgabe, alle Viren, Bakterien und andere Krankheitserreger zu entfernen, besonders auch bei den Tieren im Stall.

Harzkörner des Boswelliastrauches – Weihrauch ►

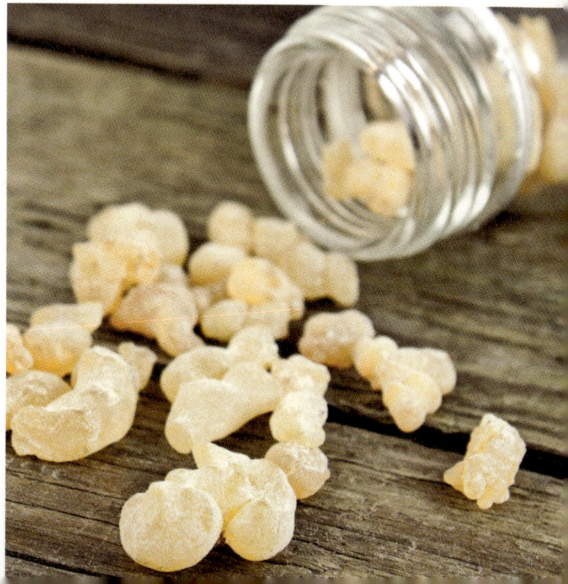

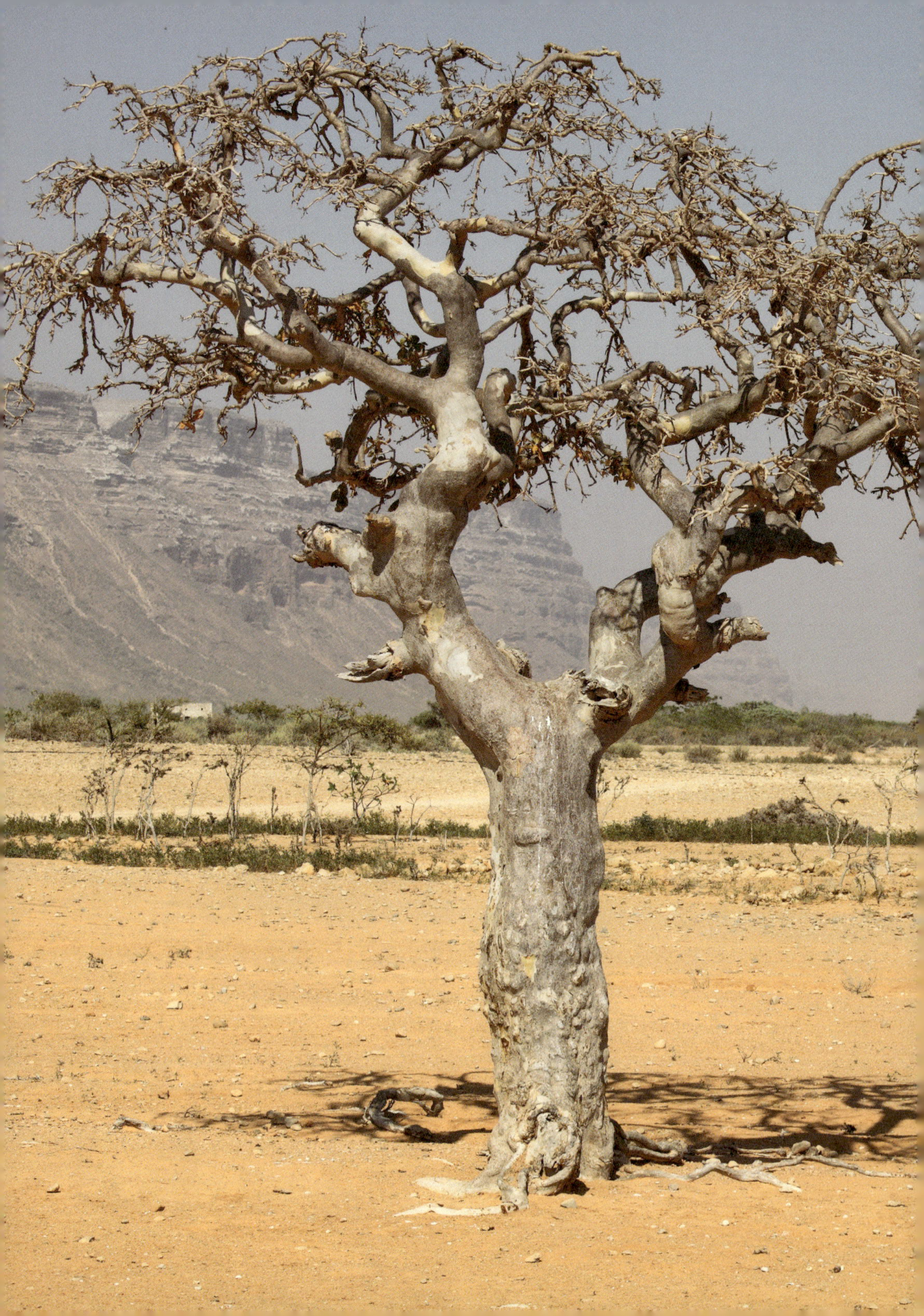

Myrrhe

Myrrhe ist das Harz des Balsambaums. Dieser wächst vorwiegend in Nordostafrika und Südwestasien. Die Farbe der Harzklumpen ist unterschiedlich und reicht von dunkel- bis schwarzbraun über dunkelorange. Myrrhe hat einen sehr herben Geruch.

In der Brauchtumsmischung, mit der während der Rauhnächte geräuchert wird, wird der Myrrhe sowohl eine reinigende als auch eine schützende Funktion zugeschrieben.

Das Harz der Myrrhe verbreitet beim Räuchern einen erdigen Duft und sorgt dadurch für Bodenhaftung. Gefühle werden zugelassen und nicht länger unterdrückt. Auf den Körper wirkt Myrrhe auch verjüngend.

Solche besonderen Wirkungen der Myrrhe dürften wohl auf das darin enthaltene ätherische Öl zurückzuführen sein. Dieses wirkt desinfizierend. Das Harz kann verräuchert oder auch als Öl bei entzündetem Zahnfleisch, Wundheilung und Kreislaufbeschwerden helfen.

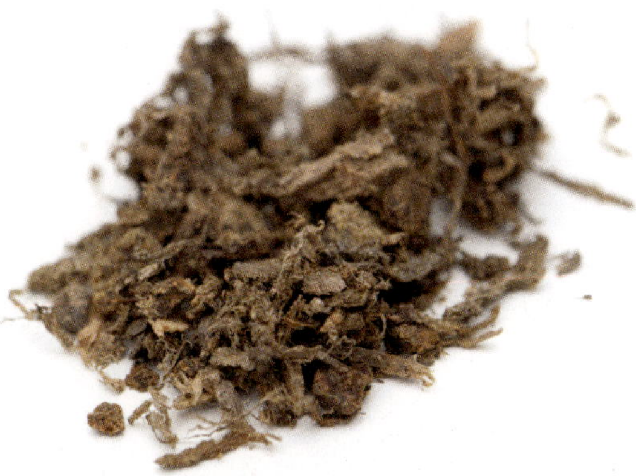

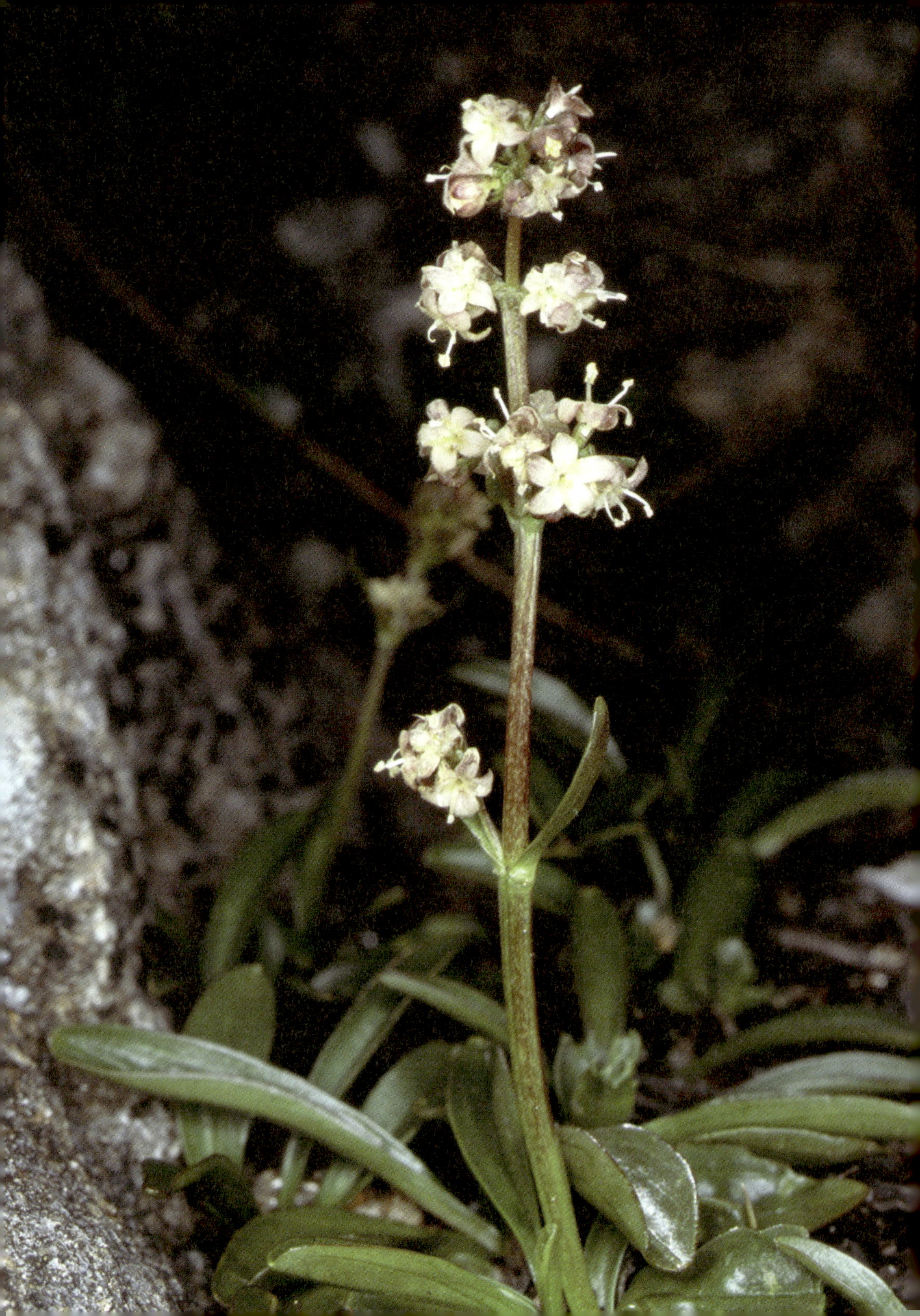

Speik

Der Speik wächst unter anderem in Kärnten auf den Nockbergen, vorwiegend auf kalkfreien Böden. Ihm wurde in der Brauchtumsräucherung seit jeher die Abwehr von negativen Energien sowie eine Funktion als Seelentröster zugeschrieben. Der Speik ist eine sehr begehrte Heilpflanze, die bereits seit dem Altertum zu Heilungszwecken genutzt wird. Für das Räuchern werden die Wurzeln des Speiks verwendet. Die waren immer schon sehr begehrt. Um die Wurzeln gut aus dem Boden zu bekommen, gab es ein spezielles Werkzeug mit dem Namen »Speikkramperl«. Die Wurzeln wurden auch in die arabischen Länder exportiert und auch zum Einbalsamieren von Mumien verwendet.

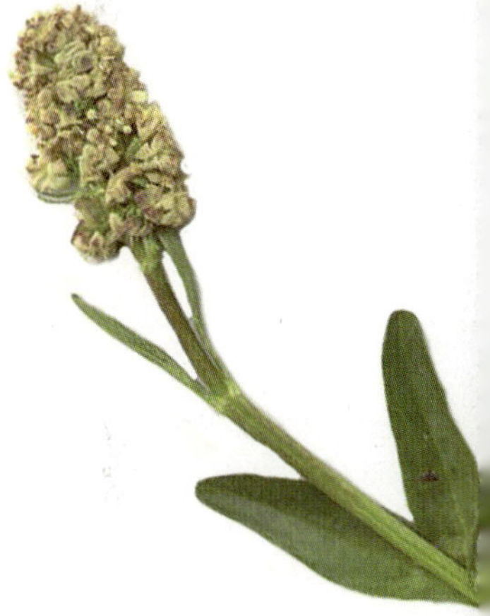

»Speikgräber« war ursprünglich ein Gewerbe, das nicht jeder ausüben durfte. Daher haben es auch vorwiegend die Landesherren für sich beansprucht.

Im Laufe der Jahre wurde viel zu viel Speik geerntet, sodass er mittlerweile eine Rarität geworden ist. Er steht inzwischen auch unter Naturschutz. Nur ausgewählte Firmen dürfen heute noch Speik zur Herstellung von Salben, Seifen sowie Mottenvernichtungsmitteln nutzen.

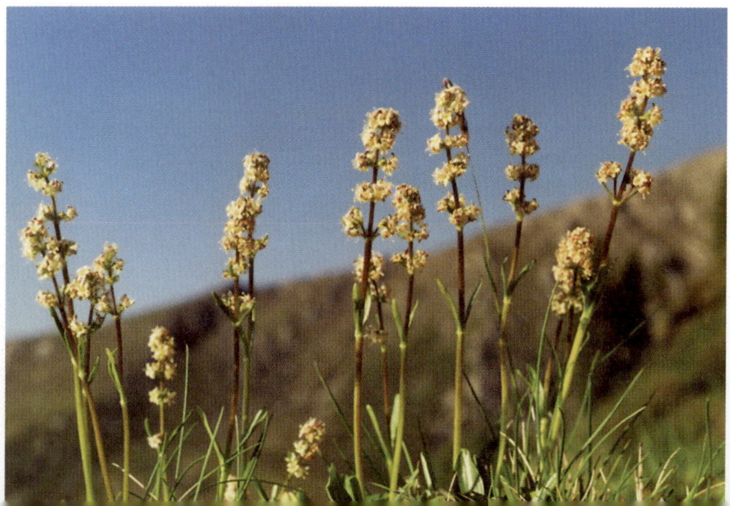

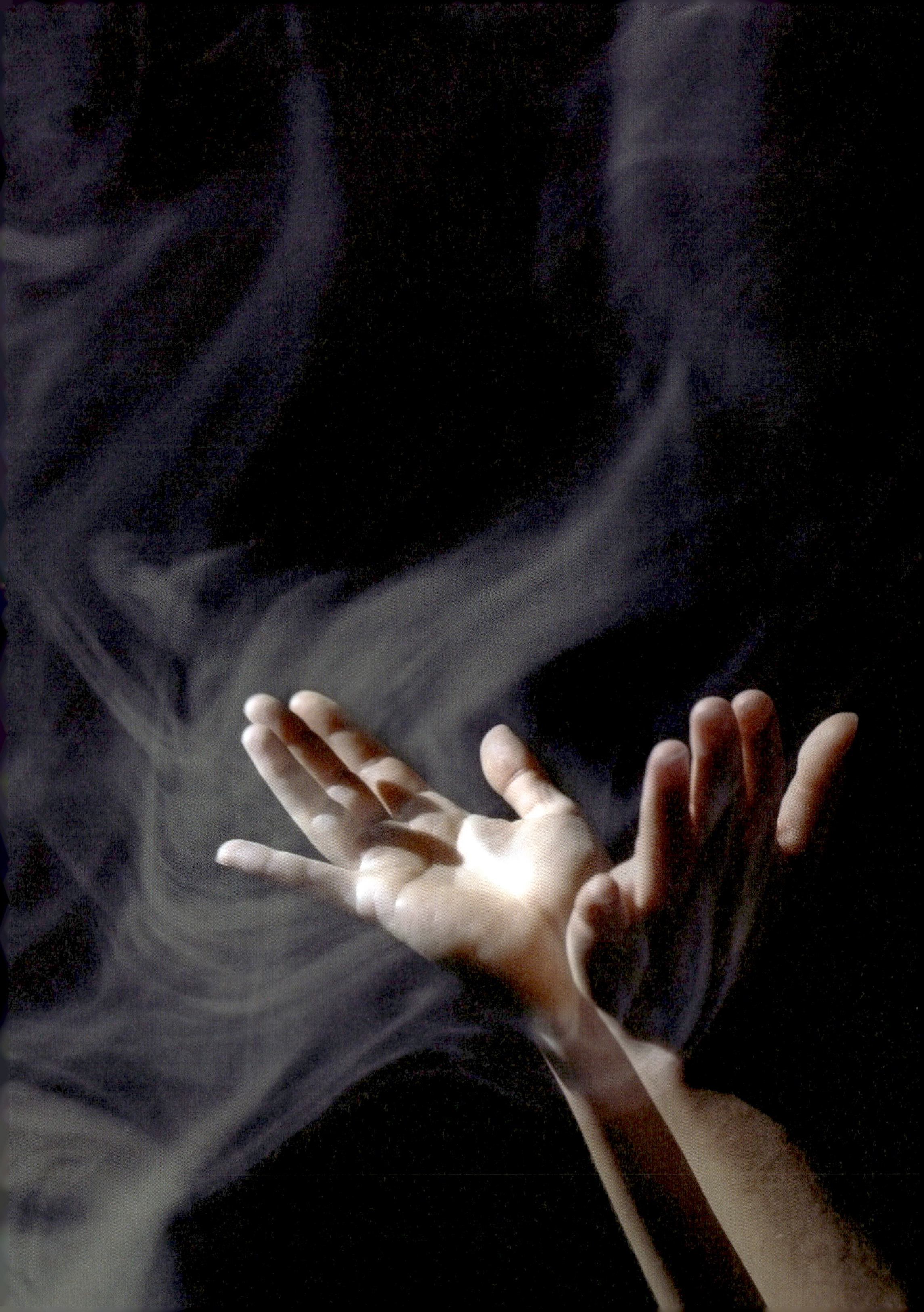

Räuchern zu rituellen Zwecken

Diese spezielle Art des Räucherns verunsichert Menschen oft. Denn viele haben die Befürchtung, dass man etwas falsch machen und die Wirkung ins Gegenteil umschlagen könnte. Bei vielen Begegnungen mit Menschen bekam ich immer wieder zu hören, dass man großen Respekt vor dem rituellen Räuchern habe beziehungsweise dass die Darstellungen des Ritualräucherns in vielen Räucherbüchern die Menschen verunsicherten. Rituelles Räuchern wird bei uns nicht so häufig praktiziert. Das hat kulturelle Gründe.

Trotzdem versuchen die Menschen auch hier bei uns immer wieder, eine rituelle Räucherung »nachzuahmen«. Wichtig ist dabei, zu beachten, dass sehr viele Rituale hier in Europa von uns nicht nachvollzogen werden können. Die meisten von uns beten keine hinduistischen Götter an, auch nicht zu den Ahnen wie viele Indianerstämme. Räucherrituale sollten immer denen vorbehalten sein, die wissen, was sie damit erreichen wollen, beziehungsweise die die genauen Hintergründe solcher Rituale kennen. Exotische Räucherrituale scheitern bei uns auch oft daran, dass die notwendigen Räucherutensilien und die Zutaten schwer zu bekommen sind. Tonkabohnen oder Vetiver sind vielen Menschen nicht einmal ein Begriff, geschweige denn, dass sie wissen, wie Drachenblutharz richtig verwendet werden muss. Schon allein aus solchen Gründen haben Menschen manchmal Berührungsängste vor dem Räuchern, weil sie nicht wissen, was exotische Räucherwerke und rituelles Räuchern bewirken können.

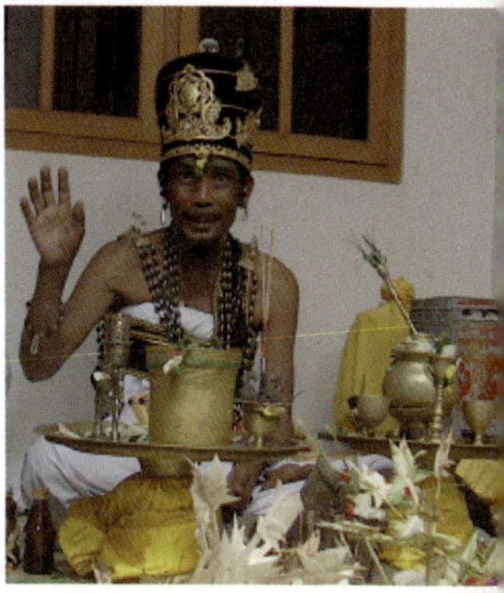

Einige Beispiele für Ritualräuchern:

Opfergabe für Götter und Göttinnen

Kontakt zu Gottheiten oder Geistwesen herstellen

Kontakt zu den Ahnen herstellen

zum Geleit der Toten in die jenseitige Welt

Gebete intensivieren

Mondanbetung

Erdheilung

Hochkulturen, bei denen Ritualräuchern zum Alltag gehörte

Griechen:

Aphrodite schätzte:
Myrthe, Kassia-Zimt, wilde Rose, Madonnenlilie

Der griechischen Liebesgöttin Aphrodite zu Ehren wurde orientalisches Räucherwerk in einem Opferritual verräuchert.

Ägypter:

Die Ägypter verwendeten als Räucherstoffe vor allem:
Kyphi, Olibanum, Myrrhe, Libanonzeder

Duftende Harze wurden als kostbare Grabbeigaben verwendet. Bei vielen religiösen Ritualen wurde mit den »Tränen der Götter« – damit sind Harze gemeint – morgens, mittags und abends geräuchert.

Römer:

Zum Beispiel:
Jupiter: Benzoe
Mars: Aloeholz
Merkur: Mastix
Venus: Safran

Dies ist nur eine kleine Auswahl von vielen verschiedenen Zuordnungen.

Schon vor sehr langer Zeit, nämlich um 95 vor Christus, wurde der Gebrauch von Räucherwerken zur rituellen Räucherung gesetzlich geregelt. Darin wurde auch die Zuordnung von Räucherstoffen zu der jeweiligen Gottheit vorgeschrieben.

Indianische Völker:

Dazu wurden meist folgende Räucherstoffe verwendet:
Pinienharz, Copal, verschiedene Nadelbaumharze, Salbei, Tonkabohne

Räuchern spielte im privaten, öffentlichen und religiösen Leben eine herausragende Rolle. Vor allem aber war das Räuchern eine Möglichkeit, mit den Ahnen in Kontakt zu treten. Die Verehrung der Ahnen spielt in der Kultur vieler indianischer Stämme eine große Rolle.

Azteken:

In dieser Hochkultur wurde rituelles Räuchern vor allem für schamanische Heilungen genutzt.

Die Azteken nutzen folgende Räucherstoffe:
Federn, Muschelschalen, Bernstein, Jaguarhäute, Copal

Mayas:

Bei den Mayas wurden mit dem Rauch bestimmter Stoffe die Götter besänftigt. Man nutzte das Räuchern aber auch zur Behandlung körperlicher Beschwerden wie zum Beispiel Hämorrhoiden.

Räucherstoffe:
Pinienharz, Weihrauch, Copal

Inder:

In Tempeln, Heiligtümern und auf Hausaltären werden in Indien auch heute noch Duftopfer für die Götter verbrannt. Zu Ehren der Gottheit Shiva wird im Tempel alle vier Stunden vor ihrer Statue geräuchert.

Die Inder bevorzugen diese Räucherstoffe:
Sandelholz, Elemi, Guggul, Ceylonzimt, Drachenblutharz

Kelten:

Die Kelten nutzen rituelles Räuchern traditionell, um die Seelen der Verstorbenen beim Übergang ins Jenseits zu begleiten. Sie sollten sich auf diese Weise leichter von der irdischen Ebene lösen können. Auch an jedem keltischen Festtag wurde traditionell geräuchert.

Die Kelten nutzten für ihr Räucherwerk in der Regel:
Beifuß, Eschensamen oder Eschenlaub, Eisenkraut, Mistel, Hasel- oder Birkenlaub

Fast alle Naturvölker dieser Erde nutzten Räuchern also für die verschiedensten Zwecke. Das rituelle Räuchern war genauso wichtig wie das Räuchern zum tägliche Reinigen der Wohnstätten.

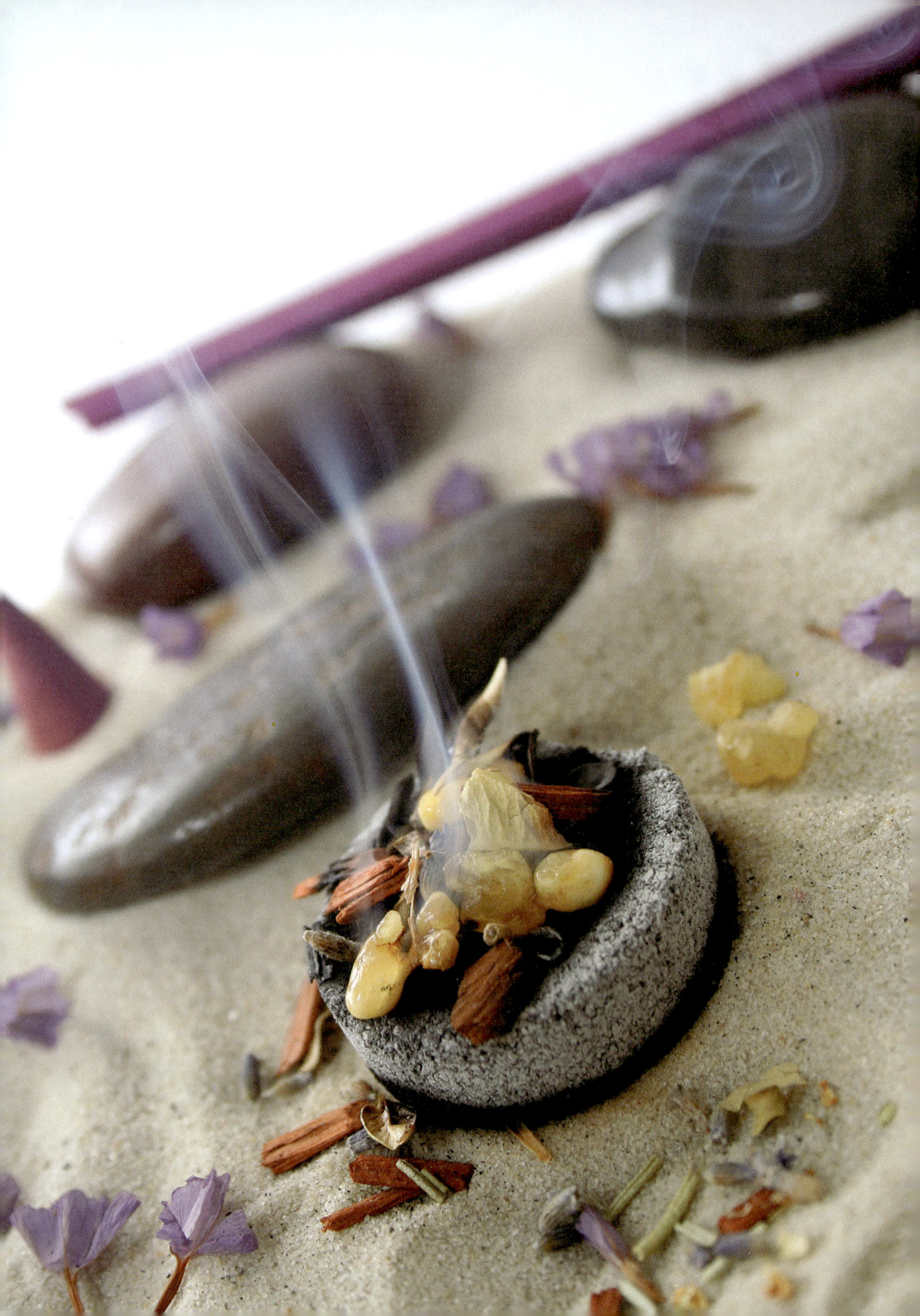

Räuchern zur Reinigung

In vielen Kulturen dieser Welt ist seit jeher bekannt, dass man das Räuchern sehr gut zur Reinigung von Wohnräumen, Menschen und Gegenständen einsetzen kann. Räuchern ist die älteste Methode der Welt zur Reinigung der Luft von negativen Energien. Es war allgemein bekannt, dass mit dem Räuchern eine natürliche Entsorgung des Energiemülls möglich ist. Daher wurde auch täglich geräuchert, und dieser Vorgang gehörte zum täglichen Reinigen der Wohnstätten einfach dazu. Auch bei uns wandten die Kelten, wie schon gesagt, diese Reinigungsmethode an. Leider geriet sie irgendwann in Vergessenheit. Nur einige weise Frauen bewahrten das Wissen über diese Entsorgungsmöglichkeit von negativen Energien und nutzten sie auch täglich.

Heute ist es wichtiger denn je, alle Belastungen, die wir um uns herum haben, zu entsorgen, denn sonst werden sie für uns zur Qual. Ich weiß, wovon ich hier schreibe, denn ich treffe täglich auf Menschen, die meine Hilfe benötigen, um die Reinigung ihrer Wohnräume durchzuführen. Spätestens einen Tag darauf erleben die Bewohner dieser Räume den Unterschied, in einer energetisch verseuchten Wohnung oder in einer gereinigten Wohnung zu leben.

Mit meiner Arbeit knüpfe ich an das alte Wissen an, das uns unsere Vorfahren hinterließen und das nie aufhören wird zu existieren. Wir dürfen und wir sollten es für uns nutzen. Ich stehe diesem überlieferten Wissen sehr respektvoll gegenüber und gehe auch sehr ehrfürchtig und demütig mit meinen Kenntnissen um. Mich hat es schon lange Zeit interessiert, wie andere Kulturen heutzutage mit dem Thema Räuchern zur Reinigung umgehen. Daher habe ich auch viele Länder bereist, in denen es noch sogenannte »Naturvölker« gibt. Ich war etwas überrascht, dass die Reinigung der Luft durch das Räuchern überall, wo ich hinkam, nach wie vor ein unverzichtbarer Teil des täglichen Lebens ist.

Beduinen von
Nuweiba, Sinai

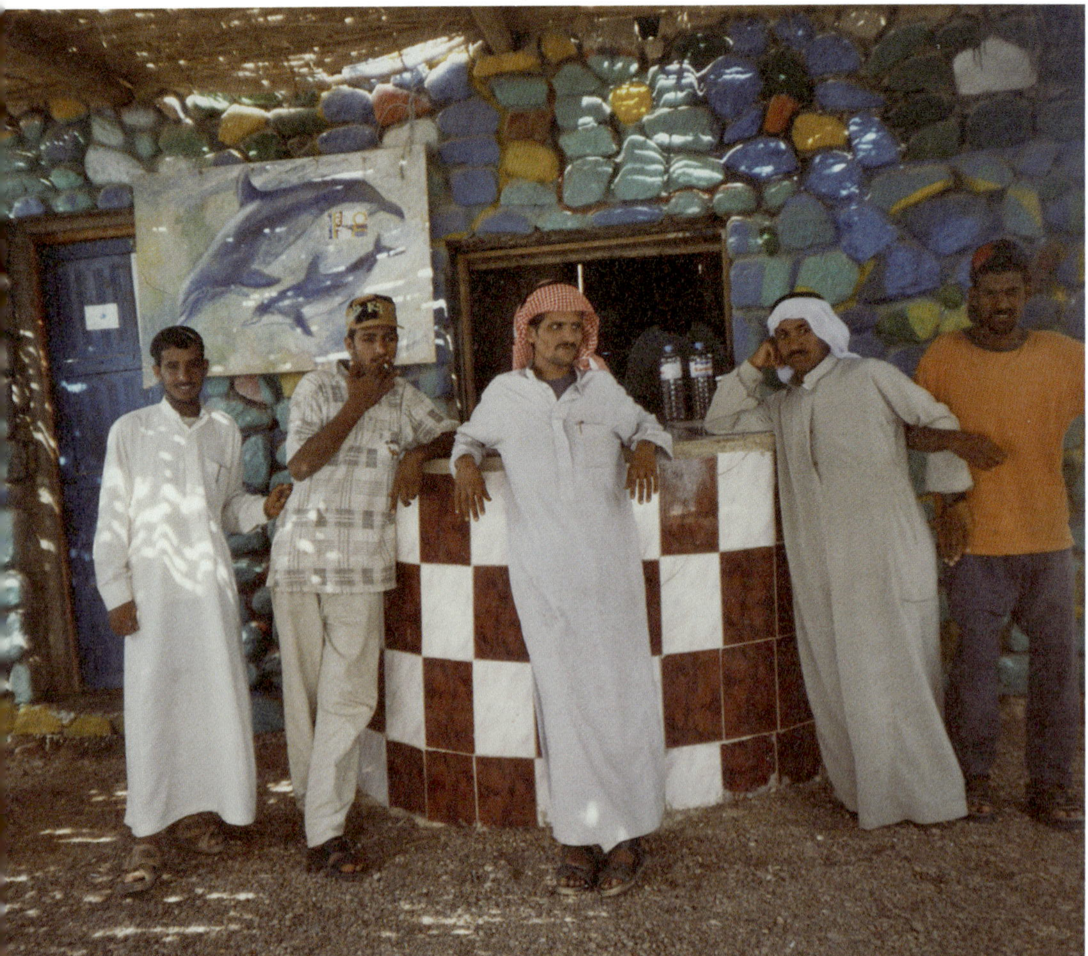

Beduinen im Sinai/Ägypten

Dort erlebte ich, dass nach dem Aufstellen eines Zeltes mitten in der Wüste die Beduinenfrau zuerst den wertvollen Familienteppich ausbreitete und ihn dann mit einem Palmbesen vom Sand befreite. Danach wurden Sitzkissen ausgelegt. Mehr gab es im Zelt nicht, denn die Beduinen möchten keinen Ballast, den sie mitschleppen müssen. Sie sind ein Wandervolk, und es wäre einfach zu mühsam, oftmals täglich sehr viele Sachen aufs Kamel zu packen und dann weiterzuziehen. Daher ist es einem Beduinen auch gar nicht recht, wenn man ihm etwas schenkt, denn das bedeutet für ihn, dass er wieder mehr transportieren muss.

Am meisten faszinierte mich aber, dass die Beduinenfrau jedes Mal, nachdem sie das Zelt eingerichtet hatte, ein Räuchergefäß hervorholte und damit Rauch im Zelt verteilte. Eines Tages wollte ich es genauer wissen und fragte sie ganz einfach, was sie da mache. Nach einem sehr mitleidigen Blick, der mir wohl sagen sollte, dass sie es gar nicht fassen konnte, dass jemand so eine Frage stellt, gab sie mir zur Antwort: »Ich putze!« In diesem Moment wurde mir klar, dass dieses Volk das Reinigen seiner Wohnräume so lange nicht als erledigt betrachtet, bis auch die negativen Energien aus der Luft entfernt worden sind. Das heißt, sie wissen, dass es sichtbaren und unsichtbaren Schmutz gibt und dass es nicht genügt, nur den sichtbaren Teil davon zu entfernen.

Indianer

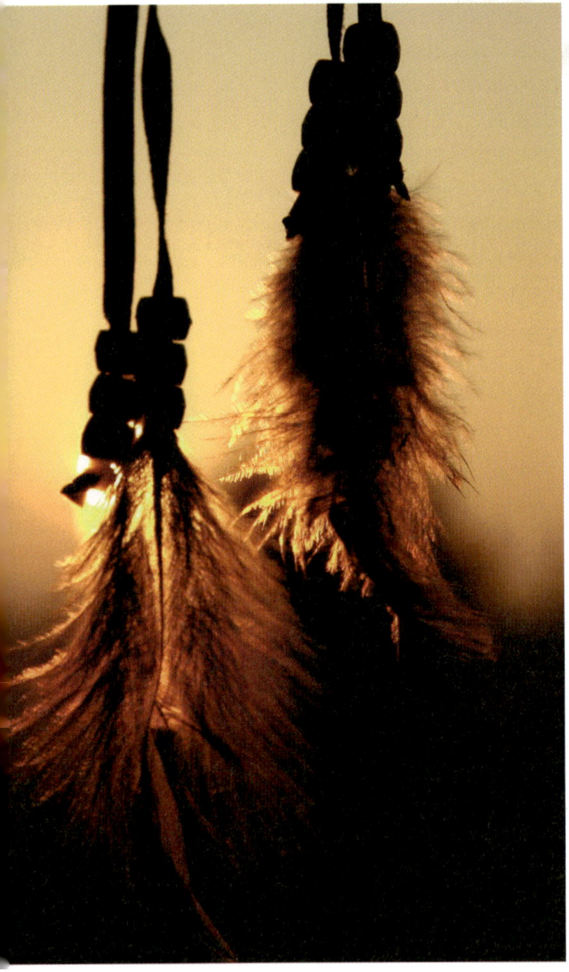

Bei den Lakota-Indianern lernte ich, dass das Räuchern eingesetzt wurde, um die uneingeschränkte Kommunikation zwischen den Menschen zu ermöglichen.

Wenn ein Indianer Besuch erwartet, räuchert er vorher. Dies ist eine Geste, die bedeutet, dass bei der Unterhaltung nichts zwischen ihm und dem Gast stehen soll. Nachdem der Gast gegangen ist, räuchert der Gastgeber wieder, denn energetisch ist ja etwas passiert. Auch die Indianer wissen, dass jeder Gedanke, jedes Wort und jede Tat Energie ist, die dort hängenbleibt, wo sie entstanden ist. Daher ist jeder Raum zu reinigen, damit positive Energie wieder ungehindert fließen kann.

Balinesen

Auf Bali räuchern größtenteils Hinduisten, um mit ihren Göttern kommunizieren zu können. Darüber hinaus opfern die Balinesen jeden Tag einen kleinen Teil dessen, was sie essen, im Tempel ihren Göttern, damit diese positiv gestimmt werden. Bei meinem Besuch fiel mir sofort auf, dass bei jeder Speise, die zu Opferzwecken in ein Schälchen aus Blättern gelegt wird, Räucherwerk danebengelegt wurde. Der Grund, der mir dafür genannt wurde, ist der, dass die Opfergabe »rein« bei den Göttern ankommen soll.

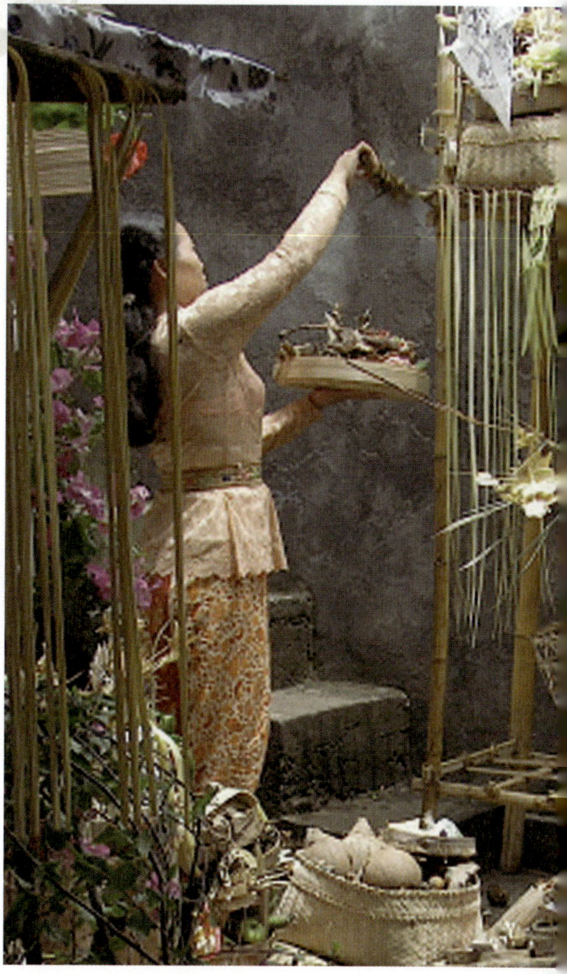

Balinesische Räucherung

Auch die Hotelzimmer wurden auf Bali täglich von einer Räucherfrau gereinigt. Der Direktor des Hauses, in dem ich wohnte, sagte mir, dass dies eine Geste für den Gast sei, damit er die Energien des früheren Gastes nicht spüre. Ich war wirklich fasziniert von der Selbstverständlichkeit, mit der die Balinesen das alte Wissen von den negativen Energien in Räumen heute noch genau wie einst nutzen.

Das sind einige Beispiele von Räucherpraktiken zur Reinigung, wie ich sie in vielen Teilen der Erde erlebt habe. Faszinierend ist für mich auch besonders, dass diese Völker untereinander keine Möglichkeit hatten, sich auszutauschen. Dennoch wussten sie doch alle intuitiv, wie wichtig es ist, das Räuchern zur Reinigung in das tägliche Leben zu integrieren.

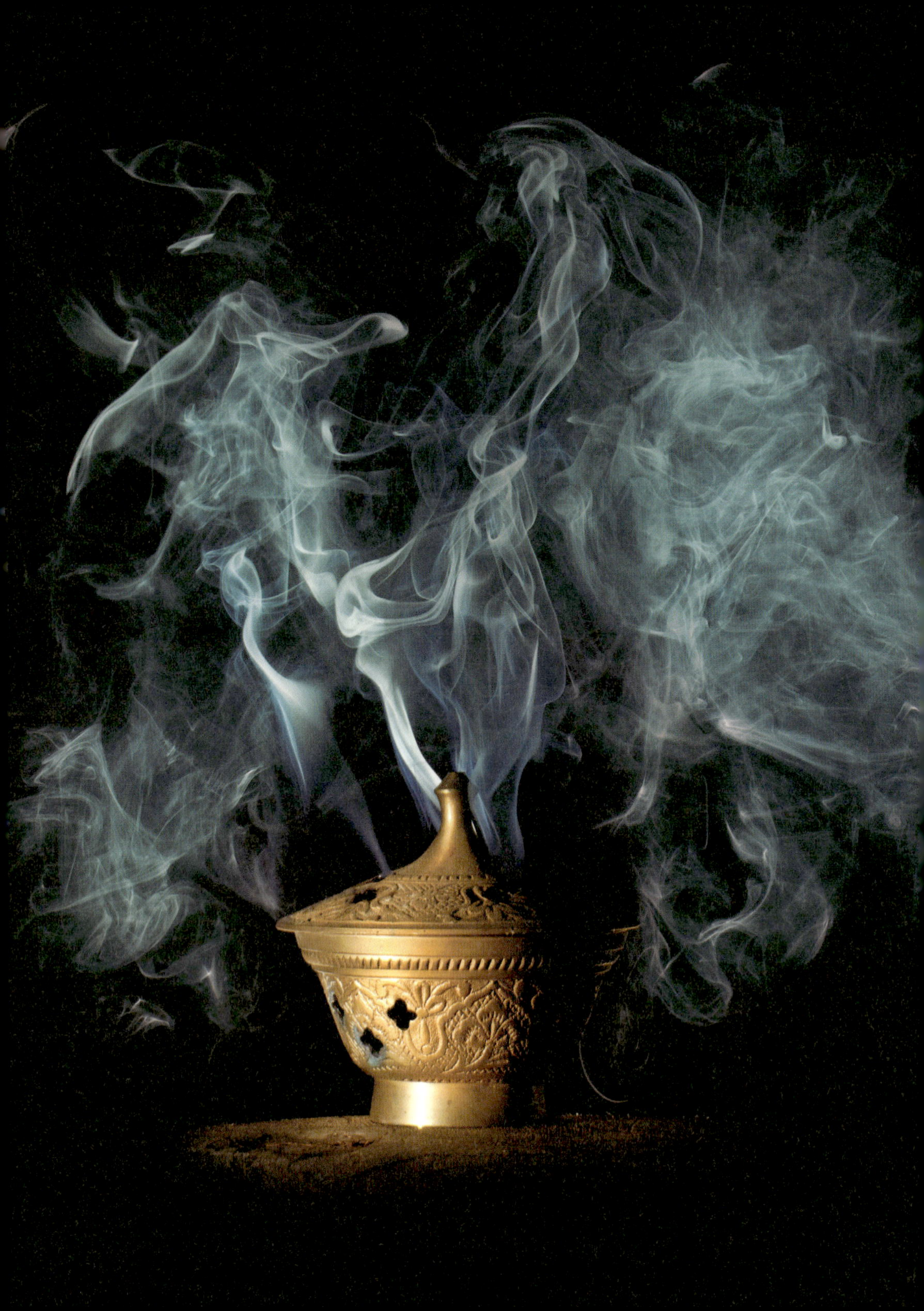

Wozu wird geräuchert?

Entfernen negativer Energien

Altes Wissen heute nutzen

Das Wissen über das Räuchern wurde in alten Kulturen und Völkern von einer Generation auf die nächste überliefert. Unsere Vorfahren wussten schon, dass sie die Räume nicht nur von Schmutz reinigen mussten, sondern auch von den Überresten emotionaler Schwingungen.

Alles ist Energie. Wir sind Energie. Alles was ist, ist Energie. Wir sind in dem Glauben aufgewachsen, dass es nichts über die sichtbare Welt hinaus gibt. Es existiert nur, was man anfassen kann. Etwas wirkt nur, wenn es messbar oder beweisbar ist. Was die Physiker jetzt erkennen, wussten weise Frauen und Männer in allen Ländern, in allen Kulturen und Religionen schon vor langer Zeit: Alles ist Energie!

Energie gibt es auf den unterschiedlichsten Ebenen. Gerade in unserer heutigen schnelllebigen Zeit produzieren wir viel zu viele Abfallstoffe energetischer Art. Um mit den Problemen des alltäglichen Lebens fertigzuwerden, müssen wir jedoch frei atmen können und ein müheloses Fließen der Energie gewährleisten. Stattdessen verstricken sich Menschen mehr und mehr in der Welt der Materie. Dinge sind vielen heute wichtiger als Gefühle.

Wohn- und Arbeitsräume, in denen positive Energie nicht richtig fließen kann, sind oft durch jahrzehntelange Ansammlungen negativer Energien belastet. Auch eine Generalsanierung eines Hauses oder einer Wohnung kann in solchen Fällen nicht helfen, und erst recht kein noch so gründlicher Hausputz. Denn alles, was je in den Räumen durch Denken, Reden oder Handeln passiert ist, wird als energetische Kopie abgespeichert und wirkt auf diejenigen, die sich jetzt in diesen Räumen aufhalten.

Entfernen negativer Energien

Was erzeugt die negativen Energien?

Welche Auswirkungen durch belastete Räume können eintreten?

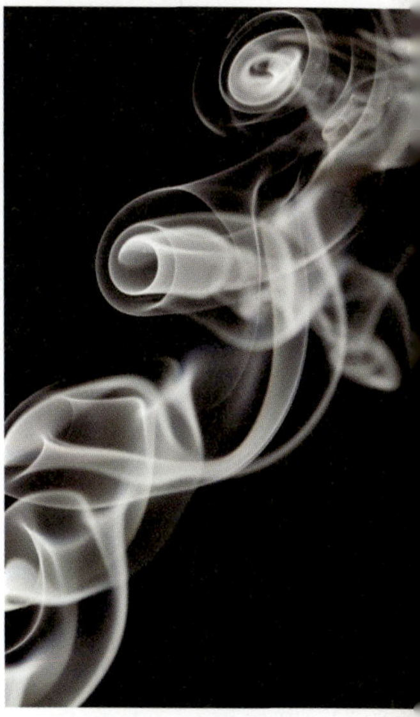

Der Rauch vertreibt die negativen Energien

Was ist, wenn man nicht an negative Energien glaubt?

Von vielen höre ich immer wieder die Frage: »Was ist, wenn ich nicht an Energien glaube? Wirkt das Räuchern dann trotzdem?« Ich freue mich dann immer wieder, diese Frage folgendermaßen beantworten zu können: Den Energien, positiven wie negativen, ist es völlig gleichgültig, ob man an sie glaubt oder nicht. Sie sind einfach immer da, ob wir wollen oder nicht, wir müssen mit ihnen leben. Es ist ein physikalisches Gesetz, dass Energien nie von selbst vergehen – wie alt sie auch immer sind. Ich gebe den Zweiflern dann auch immer zu bedenken, dass es ja auch andere Energieformen gibt, die nicht greifbar beziehungsweise sichtbar sind, aber trotzdem akzeptiert wer-

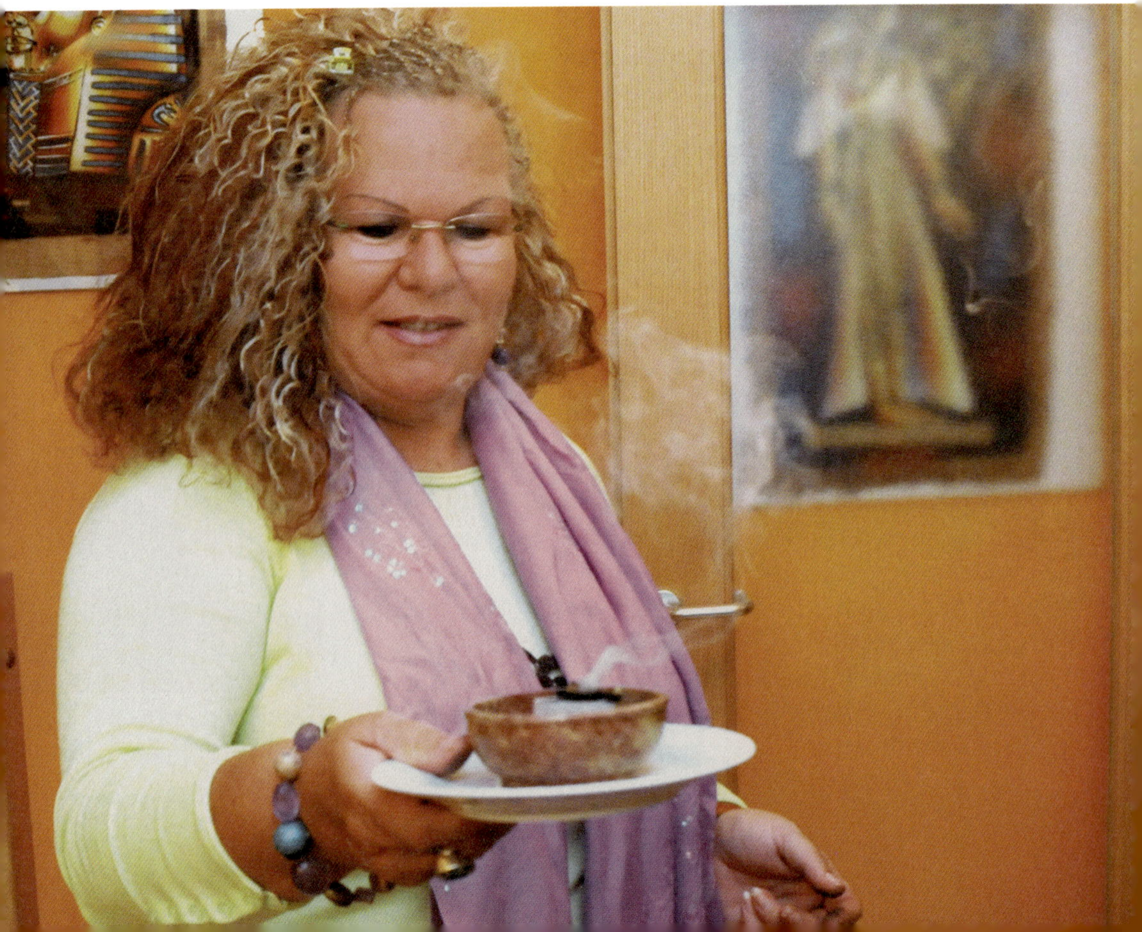

den. Haben Sie schon einmal Strom, Gas oder Luft gesehen oder angefasst? Na, wo ist da jetzt also der Unterschied?

Mir ist schon klar, dass die Menschen seltener dazu neigen, etwas, was für sie einen positiven Effekt hat, zu hinterfragen. Die Existenz wird in der Regel einfach als gegeben hingenommen. Beim Strom macht sich kaum jemand Gedanken, wie es möglich ist, einfach durch das Platzieren des Steckers in der Steckdose das Radio, den Fernseher und den Computer zum Laufen zu bringen. Kaum jemand kommt auf die Idee zu fragen, ob Strom auch wirklich vorhanden sei, schließlich sehe man ihn ja nicht. Der Energiemüll in unseren Räumen, der durch unser Denken, Reden und Tun produziert wird, ist ebenso eine Energieform, die einfach vorhanden ist. Der Mensch setzt sich nun mal mit dem Thema Müll nicht so gern auseinander.

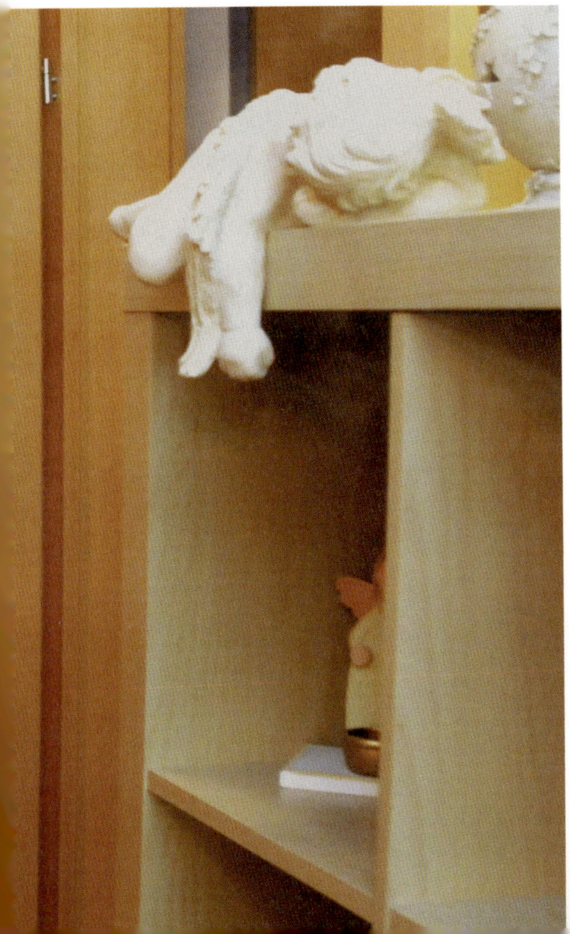

Die Auswirkungen von Energiemüll

Das Schlimme daran ist, dass uns dieser Müll zum Verhängnis wird, wenn wir ihn nicht entsorgen. Er verschwindet ja nicht eines Tages, sondern er wird stattdessen immer mehr. Logischerweise kommt täglich wieder etwas Neues hinzu.

Ich glaube nicht, dass es Menschen gibt, die den ganzen Tag nur Positives denken, reden oder machen. Der Mensch hat mindestens 50000 Gedanken pro Tag. Diese können nicht einfach alle nur positiv sein. Wenn nun aber in Räumen schon Altlasten vorhanden sind und jeden Tag wieder etwas Neues produziert wird, was keiner wegräumt, führt das zwangsläufig dazu, dass man sich in diesen Räumen nicht mehr wohlfühlt.

In geschlossenen Räumen verdichten und verpressen sich die alten negativen Energien immer mehr, wenn neue negative Energien hinzukommen. Das ist für den Körper eine noch größere Belastung als frei schwebende Partikel negativer Energien, die sich erst später in den Räumen fest anlegen.

Hier eignet sich zur Verdeutlichung ein Vergleich mit dem türkischen Kaffee. Wird der Kaffee gebrüht, schweben die einzelnen Teilchen des gemahlenen Kaffees lose in der Kanne herum. Lässt man den Kaffee dann länger stehen, setzt sich der Sud langsam am Boden ab. Nach einiger Zeit werden diese Partikel zu einer verhärteten Kaffeekruste. Genauso funktioniert es mit den negativen Energien in geschlossenen Räumen.

In Anbetracht dessen, dass alles Schwingung ist, lässt sich erklären, weshalb wir uns in belasteten Wohnungen nicht wohlfühlen. Wir spüren die schlechte Energie, und unser Körper und die Seele reagieren darauf. Unsere innere Stimme will uns sagen, dass etwas nicht stimmt. Wir müssten nur darauf hören.

Stellen Sie sich einmal vor, Sie würden Ihre Wohnräume, sagen wir mal, ein Jahr lang nicht putzen. Würden Sie und Ihre Familie sich darin noch wohlfühlen? Ich denke nicht. So ist es aber auch, wenn Sie den Energiemüll nicht entfernen. Das Sichtbare im Außen zu putzen, reicht nicht, um einen wirklich reinen Raum zu erhalten. Der Schmutz, den man sieht, tut dem Auge nicht gut und ist sicherlich auch unter gesundheitlichen Aspekten unangenehm. Der Energiemüll jedoch belastet alle Ebenen des Körpers, vor allem aber auch die psychische Gesundheit.

Energiemüll verschwindet nicht von allein, denn Energien bleiben immer bestehen und werden uralt. Also nützt es nichts zu warten, ob Sie nun daran glauben oder nicht.

Ihr Körper wird ständig mit diesen negativen Energien konfrontiert und muss also Schwerstarbeit leisten, um sich den Energiemüll vom Leib zu halten. Stellen Sie sich nur mal vor, dass Sie einen anstrengenden Tag hatten und nun nach Hause kommen mit dem Vorsatz, sich etwas Ruhe zu gönnen. Ihr Körper kann diese Ruhe nicht finden, weil er mit den vielen Zellen, die er besitzt, seine Umgebung »abtastet« und dadurch feststellt, dass die Energie der Umgebung kaum etwas dazu beiträgt, den Ruhezustand zu ermöglichen. Das heißt für Ihren Körper, dass er nach dem anstrengenden Tag nochmals gefordert ist, alles abzuwehren, was um ihn herum existiert und Ihnen nicht guttut. Es ist zwar sehr hilfreich, dass der Körper in der Regel dazu imstande ist. Aber was ist zum Beispiel, wenn er durch Stress, Burn-out oder psychische oder körperliche Überforderung ausgelaugt ist? Wo soll er dann die Kraft zur Abwehr hernehmen? Wenn das Immunsystem nicht so gut funktioniert, kann eine Abwehr der negativen Belastungen kaum stattfinden. Das bedeutet, dass Sie in diesen Fällen die negativen Energien Ihrer Wohnräume voll treffen. Das Ganze findet natürlich alles unbewusst statt, und Ihr Körper kann sich nicht dagegen wehren. Schließlich bringen Sie ihn in diese Energien. Wie könnte er denn auch ausweichen? Dann dürfen Sie sich über Schlaflosigkeit, Aggressionen, Depressionen, Hautausschläge oder sonstige Reaktionen Ihres Körpers nicht wundern.

Fazit: Energiemüll tut dem Menschen auf körperlicher, geistiger und seelischer Ebene nicht gut.

Energietankstelle oder Energieräuber?

Machen Sie doch eine Energietankstelle und keinen Energieräuber aus Ihren Wohnräumen. Jeder kann es, denn beim Räuchern zur Raumreinigung kann man eigentlich keine Fehler machen. Wenn Sie das Kapitel »Wie wird richtig geräuchert« aufmerksam lesen, wissen Sie, wie es geht. Gönnen Sie sich reine Energie in Ihren Wohnräumen. Oder möchten Sie mit einem Rucksack herumlaufen, der mit »altem Gerümpel« gefüllt ist, das vielleicht nicht einmal von Ihnen selbst stammt, und das Sie in Ihren Handlungen, in Ihrer Kreativität und in Ihrem Denken einschränkt? Sie schleppen Themen mit sich herum, die Sie so leicht abstreifen könnten, und dann bliebe nur das übrig, was Sie selbst beträfe, das heißt, was Sie gerade an Problemen mit sich herumtrügen. Wir haben alle so viele Belastungen im Außen zu ertragen. Sei es durch Strahlung von Funkmasten, Erdstrahlung, Satellitenstrahlung und vieles andere. Auch werden wir im Laufe unseres Tages immer wieder mit Negativität aller Art konfrontiert. Daher ist es wichtig, sich eine Oase zu schaffen – ich nenne sie »Energietankstelle«. Dort können Ihr Körper, Ihre Seele und auch Ihr Geist auftanken. Das ist besonders in der jetzigen Zeit immens wichtig. Glauben Sie mir. Ich habe Ihnen im Kapitel »Rückmeldungen nach dem Räuchern« einige Beispiele zusammengestellt, anhand derer Sie nachlesen können, was sich bei Menschen verändert hat, die meinen Rat befolgt haben.

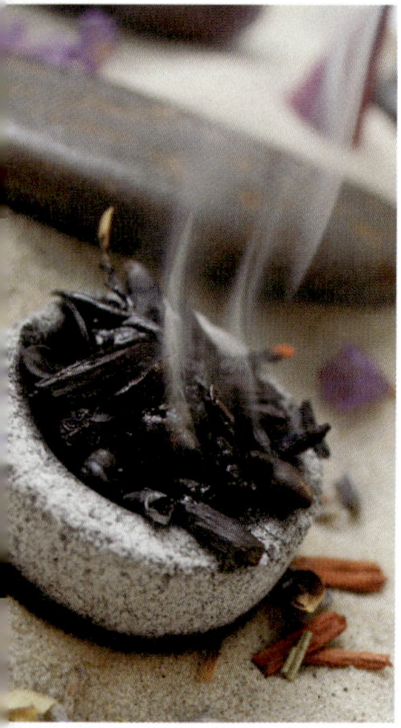

Die Wohnung wird
zur Energietankstelle ►

Ich habe in meiner langjährigen Tätigkeit als Räucherexpertin noch nie einen völlig reinen Raum gefunden, wenn ich irgendwohin zum Räuchern kam. Mir fällt es leicht, negative Energien festzustellen, weil ich sie sofort spüre, wenn ich einen Raum betrete. Mein Spürsinn für dieses Gebiet ist eben stark ausgeprägt. Immer wieder fragen mich Menschen, ob es sich denn überhaupt lohnt, in ihren Räumen etwas zu entsorgen. Ich kann alle Leute, die solche Gedanken haben, beruhigen und sagen, dass es sich immer mehr als lohnt. Auch in Neubauten habe ich schon geräuchert, um die negativen Energien loszuwerden. In solchen Fällen blieben negative Energien aus der Bauphase im Gebäude hängen. Diese waren für die Bewohner sofort spürbar.

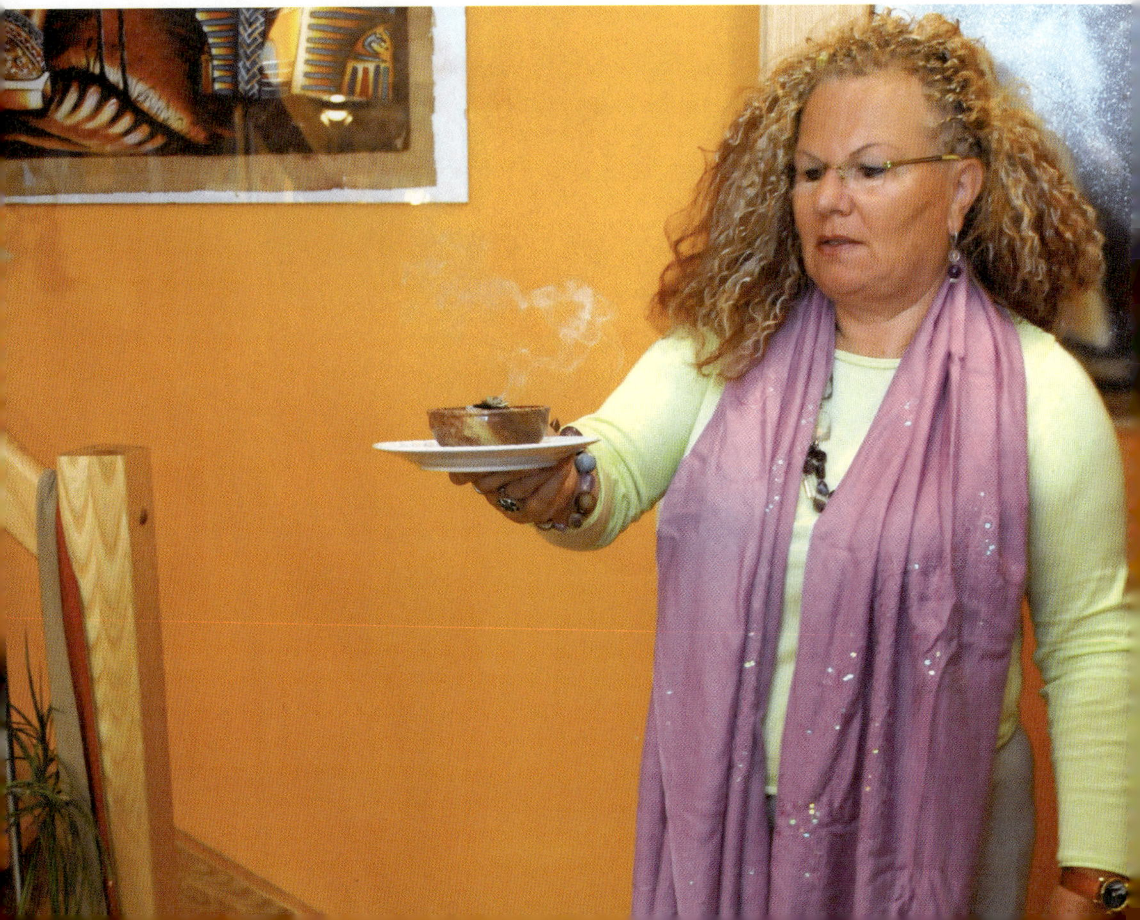

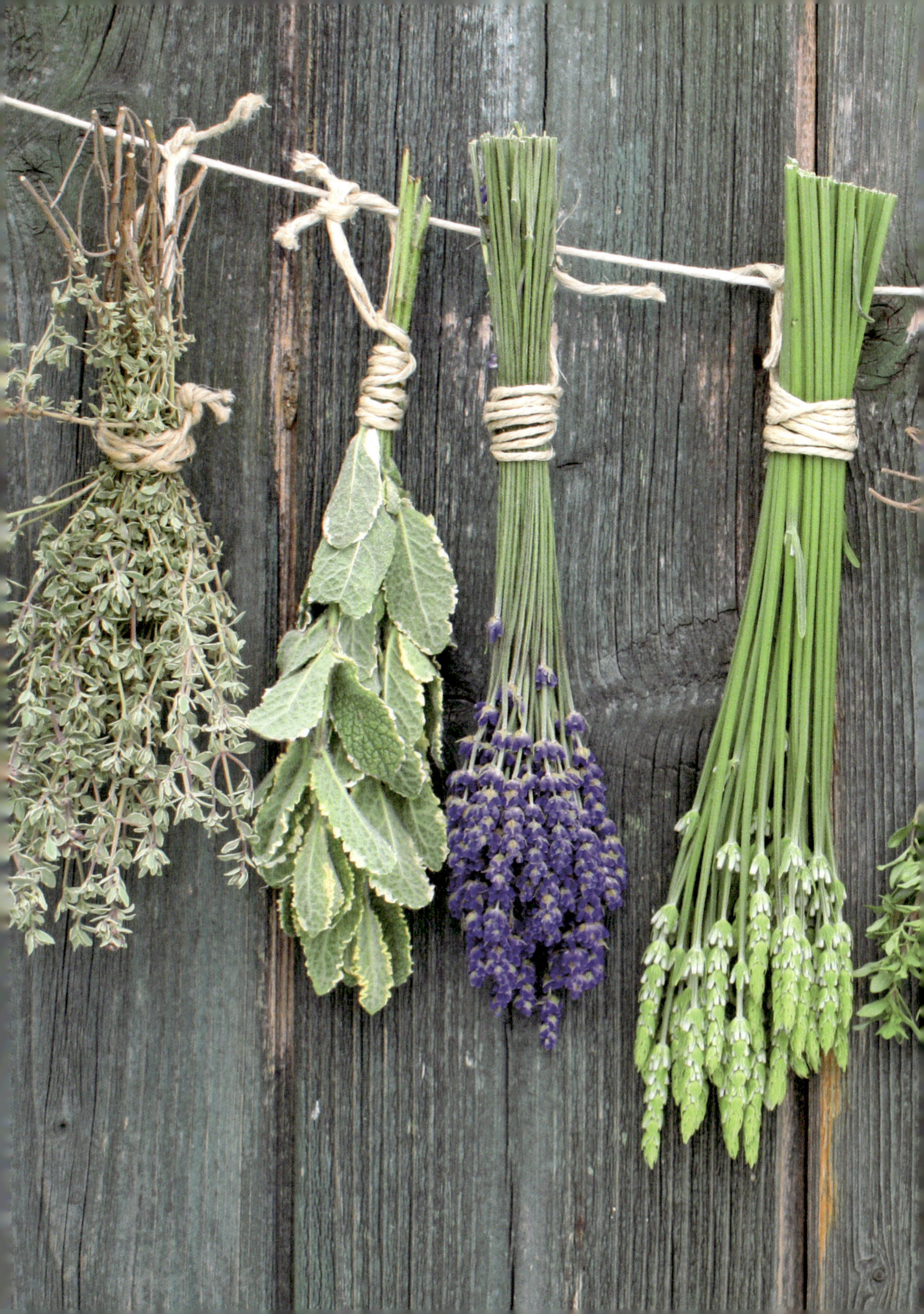

Was erzeugt diese negativen Energien?

Krankheiten

Ein Mensch, der in Wohnräumen eine Krankheit mehr oder weniger lang erträgt, empfindet viele verschiedenen Emotionen wie zum Beispiel Verzweiflung, Ängste, Panik, negative Gedanken, Selbstmitleid etc. Diese bleiben als negative Energien auch nach dem Abklingen der Krankheit in den Räumen zurück. Alles bleibt hängen, und wenn man das Pech hat, erneut krank zu werden, »docken« die negativen Energien der neuen Krankheit an die bereits vorhandenen Energien an. Dadurch kann sich die momentane Erkrankung verstärken, weil bereits ein negatives Energiefeld zum gleichen Thema in den Räumen vorhanden ist. Natürlich kann man nicht davon ausgehen, dass die negativen Energien der Krankheit nur in einem Raum bleiben, sondern sie verteilen sich in der gesamten Wohnung. Daher nützt es auch nichts, nur einen Raum von diesen Energien zu befreien.

In dem Kapitel »Rückmeldungen nach dem Räuchern« können Sie nachlesen, was ich zum Thema Krankheiten immer wieder erlebe.

Sterben und Tod

Es kommt vor, dass mich Menschen anrufen und mir sagen, dass sie einen gewissen Raum in einer Wohnung nicht betreten können, weil sie wissen, dass dort jemand gestorben ist. Viele glauben fälschlicherweise, dass sich eine schlechte Energie verbreitet, wenn ein Leichnam für einen längeren Zeitraum in einem Zimmer verbleibt. Das ist nicht der Fall, denn sobald der Mensch stirbt, gibt er keine Energien mehr in den Raum ab. Sein Energieball ist seine Seele, die mit dem Tod den Körper verlässt. Selbst wenn sie noch da wäre, könnte sie doch nicht reden, denken oder etwas tun, und nur daraus können negative Energien entstehen.

Bei einem Sterbefall geht es nur darum, was vor dem Tod passiert ist. Gab es zum Beispiel eine lange Leidenszeit? Konnte der Mensch vielleicht nicht loslassen und wehrte sich vehement gegen das Hinübergehen? Das ist dann natürlich als negative Energie spürbar, weil es ja vor dem Sterben passierte. Auch das Betrauern des verstorbenen Angehörigen bleibt nicht ohne Folgen. Denn wenn zum Beispiel zehn Personen ihrer Trauer in einem Raum Ausdruck verleihen, bleiben die Trauerenergien dort. Es ist ganz normal, zumindest in unserer Kultur, dass man durch Beweinen den Verlust eines nahestehenden Menschen beklagt. In Indien zum Beispiel wird dagegen gefeiert, weil man die gegangene Seele beglückwünscht, dass sie wieder einen Lernprozess von vielen abgeschlossen hat. Aber das nur so nebenbei ...

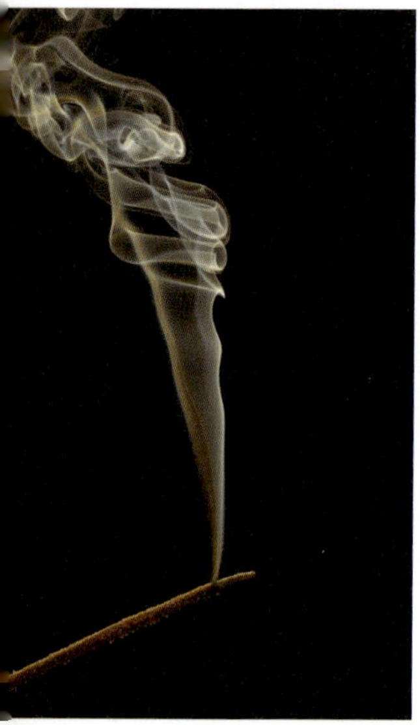

Generationenwechsel

Zum Beispiel bei Bergbauern kann ich immer wieder beobachten, dass vom Urgroßvater zum Urenkel immer ein bis zwei Hauptthemen, die zu Reibungspunkten in der Familie führten und führen, in den Räumen verankert sind. Der Urenkel muss den Urgroßvater dafür gar nicht gekannt haben, und trotzdem übernimmt er diese Energien und kann dadurch in seinem Handeln und in seiner freien Entscheidung eingeschränkt sein. Sein Energiefeld erkennt durch die abgelagerten alten Abfälle der Vorfahren, dass es sich dabei um alte Verhaltensmuster handelt. Durchlebt der Urenkel gerade dasselbe Thema und »docken« sich seine negativen Energien an den alten an, wird dadurch sein derzeitiges Problem verstärkt. Wenn der Urgroßvater zum Beispiel diktatorisch veranlagt war, kann es auch bis zum Urenkel wirken, weil er die Altenergien dieser Eigenschaft unterbewusst aufspürt und diese auch auszuleben beginnt.

Ärger und Streit

Alle Energien, die aufgrund von Ärger und Streit jemals in Räumen produziert wurden, wirken auf die jetzigen Bewohner. Fatal ist es, wenn jemand in der Familie oder vielleicht auch mehrere Familienmitglieder dazu neigen, Ärger und Streit zu produzieren. Oft genügt schon eine kleine Unstimmigkeit, um den »Stein« ins Rollen zu bringen, und aus einer Mücke wird ein Elefant, weil eben schon so viele verdichtete Ärger- und Streitenergien in den Wohnräumen vorhanden sind.

Häufig höre ich auch, dass Menschen das Gefühl haben, sie lebten wie in einem Film und gar nicht ihr eigenes Leben. Das ist richtig, denn man »wird gelebt«, wenn man von energetischen Altlasten gefangengenommen wird.

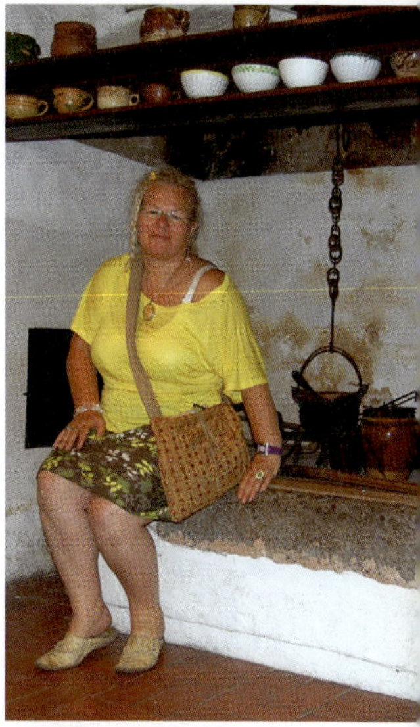
In alten Gebäuden hängen häufig besonders belastende Energien fest

Umzug

Wenn jemand eine bereits von anderen Personen »gebrauchte« Wohnung übernimmt, erbt er natürlich auch allen energetischen Müll, den diese Personen produziert haben. Mit dem Wohnungsschlüssel gibt es also den gefüllten Müllsack gratis dazu. Mit diesem muss der Nachmieter dann leben, ob er will oder nicht. Handelt es sich um eine Wohnung, die schon viele verschiedene Menschen vorher bewohnt haben, ist der energetische Müllberg dann besonders groß. In solchen Fällen nützt es natürlich auch nichts, wenn alles Mögliche vom Boden bis zur Decke in der Wohnung erneuert wird oder alles neu angestrichen wird. Das ist alles nur Kosmetik. Solange man das Übel nicht an der Wurzel packt, bleibt die Belastung bestehen.

Neubau

Wird ein altes Haus abgerissen und auf den Grundmauern ein neues errichtet, dann ist ebenfalls noch alles da, was an negativer Energie in dem abgerissenen Haus vorhanden war. Die Erde hat alles gespeichert, was dort vorgefallen ist, und leitet es anschließend in das neue Haus. Also kann auch kein Bagger die negativen Energien mitreißen und entsorgen.

Auseinandersetzungen in der Partnerschaft oder mit Angehörigen

Die auf diese Weise erzeugten negativen Energien können sich wesentlich leichter entfalten, wenn streitwütige Bewohner bereits einiges an negativer Energie hinterlassen haben, was aus demselben Grund erzeugt wurde. Wenn es sich aber »nur« um eigene Energien handelt, ist es besonders schwierig, eine Umkehr im nicht so harmonischen Zusammenleben zu erwirken. Schließlich wird man täglich »im Außen« an die Reibungsenergien erinnert. Meist ist eine Wende zum Besseren erst möglich, wenn man die »Memory-Taste« ausschaltet und die Altenergien entfernt.

Trennungen

Wenn Paare sich trennen und einer der Partner wohnt weiterhin in der ehemals gemeinsamen Wohnung, dann ist derjenige, der ausgezogen ist, energetisch trotzdem noch da. Alles, was dieser Partner an negativen Energien produziert hat, hat er ja nicht in eine Schachtel gepackt und mitgenommen, sondern diese Energien verbleiben in der Wohnung. Das bedeutet, dass derjenige Partner, der allein in der Wohnung lebt, nach wie vor die Präsenz des anderen spürt und ihn daher sehr schwer loslassen kann. Jeden Tag wird er an die Trennung erinnert, denn, wie ich schon weiter oben erläuterte, der Körper tastet sein Umfeld ab und empfängt dadurch ein Signal in der Art von: »Kannst du dich erinnern, da war doch jemand, mit dem du hier gemeinsam gelebt hast!« Solange die Energien des Partners noch da sind, wirken sie in der Wohnung. Dasselbe gilt natürlich auch bei Verstorbenen. Auch in diesem Fall ist es so, dass man ständig von den erfühlten Energien an den Verstorbenen erinnert wird. Hinzu kommt, dass Menschen, die grundsätzlich schwer loslassen können, dann in »Erinnerungsenergien« leben und daher mit dem Loslassen noch viel mehr Mühe haben. Wenn jemand in seinem Leben etwas verändern will, muss er immer die Wurzel dessen entfernen, was ihn an der Veränderung hindert. In diesem Fall sind es die energetischen Altlasten. Nur dann ist die Möglichkeit zur Veränderung da.

Negative Gedanken

Die Gedanken sind »Herr über die Materie«, das heißt, je mehr negative Gedanken produziert werden, desto grobstofflicher fühlt es sich energetisch an. Diesen Zustand bezeichnen wir dann gern als »dicke Luft«. Wenn jemand alles nur schlecht oder negativ sieht, hat er viel Mühe, eine Umkehr zu schaffen, vor allem dann, wenn sich in seinen Wohnräumen schon sehr viel negative Energie aufgebaut hat. Sein energetisches Umfeld lässt es gar nicht dazu kommen, seine Sichtweise auf die Welt zu verändern. Zuerst entrümpeln durch Räuchern, und dann erst kann Veränderung geschehen.

Ängste

Je mehr Angstenergie jemand in seinen Wohnräumen aufbaut, desto schwerer kann er von seinen Ängsten loskommen. Wenn sich die Energien bereits durchlebter Ängste mit den negativen Energien aktueller Ängste vermischen, ist das natürlich noch viel belastender. Die Schaffung einer neutralen Energie ist auch im Fall von Angstenergien eine wichtige Voraussetzung für Besserung.

Ähnlich ist es auch bei Zukunftsängsten und bei Menschen, die in der Vergangenheit leben. Ich habe durch meine Arbeit viele Menschen kennengelernt, die sich den ganzen Tag lang Sorgen machten, wie ihre Zukunft wohl aussehen würde, oder die darüber nachdachten, was sie in der Vergangenheit hätten besser machen können. Die Zukunft kennen wir nicht, und die Vergangenheit ist vorbei. Daher ist es vergebene Mühe, ständig solche Gedanken zu haben. Etwas verändern oder besser machen können wir nur im Hier und Jetzt. Daher empfehle ich solchen Menschen dringend eine Reinigung der Räume, damit sie nicht ständig von ihren eigenen Themen der Vergangenheit eingeholt werden.

Schlechter Schlaf

Gerade wenn der Körper zur Ruhe kommt, lässt er los und leistet keine Abwehr mehr gegen negative Energien, die ihn umgeben. Daher wird natürlich alles, was sich im Schlafzimmer an Energien angesammelt hat, vom Körper registriert. Wenn die Energie-Altlasten bereits verdichtet sind, ist es so, als würde man sich zum Schlafen täglich in einen Müllberg hineinlegen. Wenn vor dem Einschlafen gegrübelt wird oder ein Durchschlafen nicht möglich ist, sollte man die Räume energetisch reinigen. Ich finde bei meiner Arbeit sehr oft dicht verpresste Energien an Kopfteilen von Betten vor und wundere mich dann natürlich nicht, wenn die Betroffenen mir sagen, dass sie schon monatelang nicht durchschlafen können und sich gerädert und müde fühlen, wenn sie aufstehen müssen. Besonders Babys merken Belastungen durch negative Energien sehr stark, sie krümmen sich in ihren Bettchen dann oft wie Igel zusammen und schreien die ganze Nacht. Sie tun dies, weil sie den Energien ausweichen wollen. Wenn ich ihre Räume dann reinige, liegen die Kinder ganz gerade und entspannt wie kleine Engelchen in ihren Betten.

Unkonzentriertheit und Hyperaktivität bei Kindern

Es kommt vor, dass ein Kinderzimmer bei einem vorherigen Bewohner einer Wohnung ein Büro oder ein Kommunikationsraum war. Wenn nun das Kind zum Lernen und auch zum Spielen Konzentration benötigt, kann es sich oftmals nicht konzentrieren, weil in diesem Raum schon zu viel energetischer Ballast angehäuft wurde. Kinder spüren solche Belastungen und reagieren stark darauf. Ich habe von einem kleinen Jungen einmal eine sehr schöne Rückmeldung auf die Reinigung seines Kinderzimmers bekommen. Er sagte zu mir: »Danke, dass du mein Zimmer vom Dreck befreit hast. Ich habe gespürt, dass er hier überall klebt, und jetzt ist alles weg.« Er bastelte mir sogar ein gleichschenkeliges Kreuz und überreichte es mir als Geschenk.

Kinderleid

Viele Kinder leiden stark unter den Beziehungsproblemen ihrer Eltern, und erst recht unter Gewalttätigkeit. Wenn ich solche Leidenergien spüre, kommen mir die Tränen, weil diese negativen Energien auch mich ergreifen, wenn sie sich vor mir auflösen. In solchen Fällen zeigen sich seelische Wunden und viel Unverständnis. Ich bin dann sehr demütig und danke dafür, dass ich imstande bin, diese Energien zu entsorgen. Denn das ist eine wahre Befreiung für diese Kinder. Dadurch, dass sie wissen, welche besondere Gabe ich habe, kommen Kinder stets auch auf mich zu und suchen das Gespräch mit mir. Sie erzählen mir von Situationen, die sie belasten, und es ist schön, diesen kleinen Erdenbürgern ein wenig Trost zu spenden und ein paar Tipps zu geben.

»Energievampire«

Bei regelmäßigen Besuchen von »Energievampiren« sind die Stellen, an denen sie sich niederlassen, sehr belastet. Ihre Besuche laufen stets nach demselben Schema ab: Diese Menschen kommen und laden negative Energien in Form vieler negativer Worte ab und gehen dann wieder. Es geht diesen Menschen nach ihrem Besuch natürlich besser, weil sie viel Ballast losgeworden sind. Jedoch bleibt jedes gesprochene Wort als Kopie im Raum hängen. Der energetische Müll wird nicht mitgenommen, wenn der »Vampir« nach Hause geht.

Neubauten

Bereits bei dem Bezug eines Neubaus kann die Belastung aus der Bauzeit sehr groß sein. Wenn nicht alles glattging und viele Schwierigkeiten während der Bauzeit auftraten, wurden durch die Arbeiter viele Aggressionen produziert und diese natürlich als negative Energien in den neuen Räumen abgelagert. Ich habe schon Fälle in Neubauten erlebt, in denen vieles schiefgelaufen war und die Bauzeit daher um ein Vielfaches länger war als üblich. Aufgrund solcher Umstände waren dann beim Einzug die negativen Energien schon so weit aufgebaut, als wäre es ein altes, lange bewohntes Haus. Die neuen Eigentümer fühlten sich dann sehr unwohl, obwohl es sehr harmonisch eingerichtete Wohnräume waren. Bei zu viel Energiemüll nützt es gar nichts, wenn im Außen alles wunderschön wirkt. Auf den Körper wirkt in erster Linie die Energie, die in den Räumen herrscht. Diese kann man mit Äußerlichkeiten nicht ausgleichen.

Belastungen im Erdreich

Die negativen Energien von negativen Ereignissen, die an einem Ort stattgefunden haben wie zum Beispiel Krieg, Mord, Gewalt, Angst, Trauer werden von der Erde gespeichert. Das spürt man dann in den Räumen. Auch wenn um den Grund einmal gestritten wurde, zum Beispiel bei einer Erbschaft, bleibt dieses Ereignis im Erdreich als negative Energie spürbar hängen. Die Erde ist ein Lebewesen und speichert alles, gibt aber auch wieder davon ab.

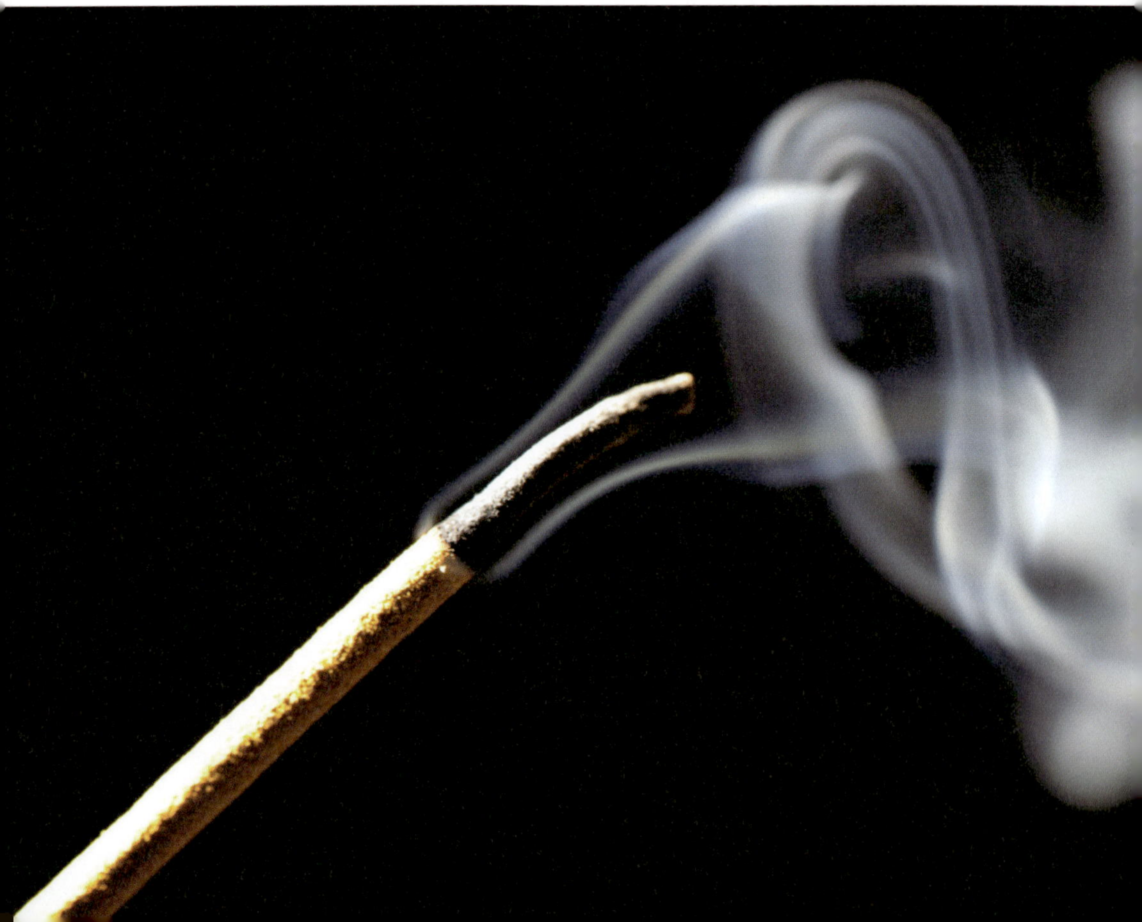

Gesundheitliche Störungen

Schlechte Energien wirken vorwiegend auf Organe oder Körperstellen, die bereits geschwächt sind. Das heißt, wenn das uns umgebende Energiefeld verletzt ist, sind wir empfänglicher für Krankheiten auf der körperlichen Ebene und für Depressionen auf der seelischen Ebene.

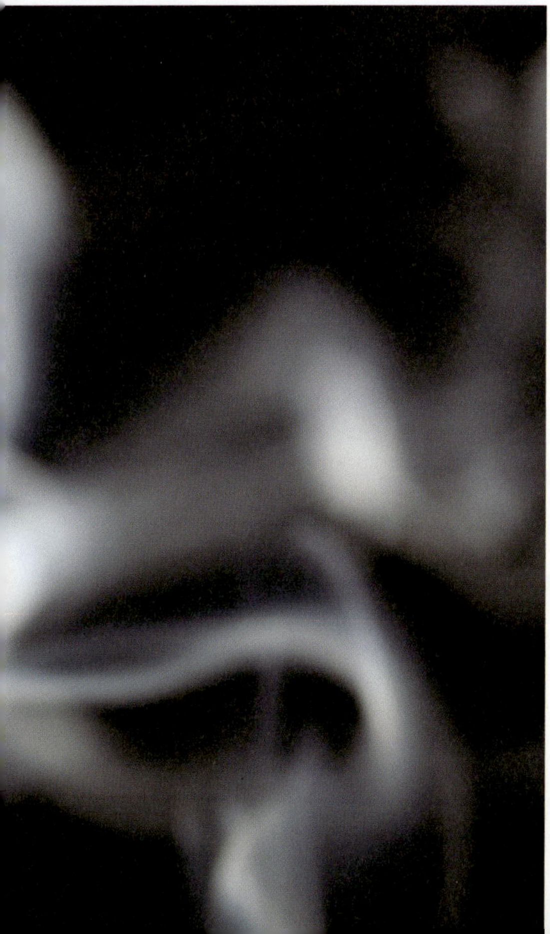

Zu den körperlich auftretenden Symptomen zählen:

Aggressivität

Allergien

Asthma

Gicht

Fluchttendenz aus der Wohnung oder dem Haus

Hautkrankheiten

Herz-Kreislaufstörungen

innere Unruhe

Lernschwierigkeiten bei Kindern

Nervosität

Rheuma

Schlafstörungen (Energien legen sich nicht zur Ruhe und wirken daher auch nachts.)

Zu den psychisch auftretenden Symptomen zählen:

Angstzustände

Depressionen

Mobbing-Opfer-Gefühle

Burn-out

Panikattacken

Kälte im Raum (kein Harmoniegefühl)

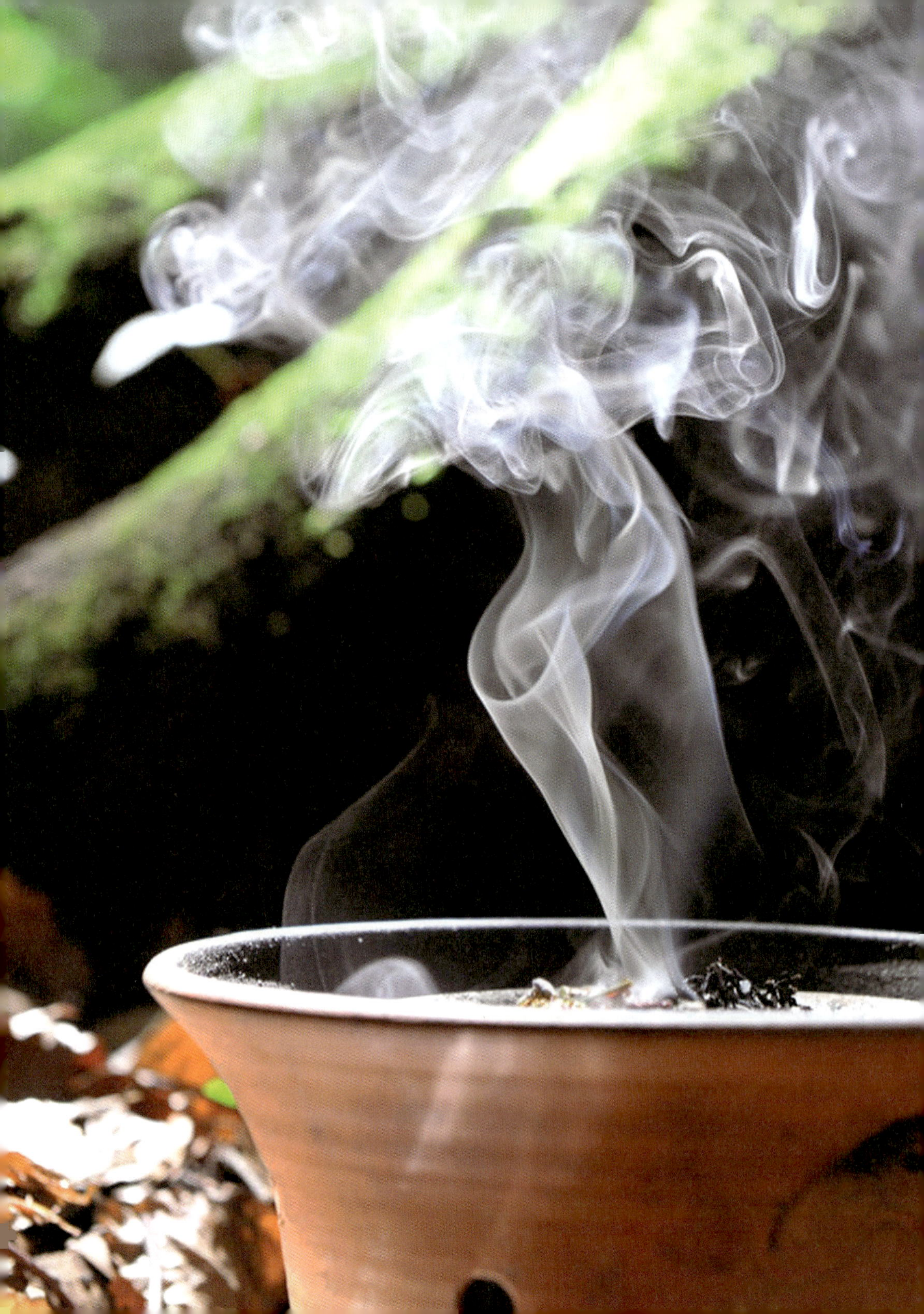

Wie wird richtig geräuchert?

Räucherzubehör

Räucherschale

Richtig:
Sie soll aus Materialien wie Speckstein oder Ton bestehen und muss nicht groß sein, ein Durchmesser von 10–12 cm genügt.

Falsch:
Glas oder Keramik ist dafür nicht geeignet, weil diese Materialien bei Hitze springen können. Verwenden Sie keine tiefe Schale, weil sonst die Glut an der Kohle erstickt. Ein kleines Räucherpfännchen mit Stiel zum Beispiel ist für diese Räucherart nicht geeignet. Auch die Stövchen mit Teelicht eignen sich nicht für diese Art des Räucherns. Denn sie erzeugen zu wenig Hitze, sodass die Harze ihre Wirkung nicht entfalten können. Es bleiben dann aufgrund der geringen Hitze immer Harzklumpen übrig.

Räuchersand

Dieser Sand wird auch Feuersand genannt. Er wird benötigt, um die Hitze von dem Gefäß abzuhalten und auch um die Kohle richtig in der Schale zu platzieren.

Richtig:
Der Räuchersand verbleibt in der Räucherschale, wurde er einmal dort hinein geschüttet.

Falsch:
Der Räuchersand muss nicht nach jedem Räuchervorgang erneuert werden. Er wird nicht schlecht, höchstens von den Rückständen der Räucherkohle ein wenig dunkler. Aber das hat nur optische Auswirkungen.

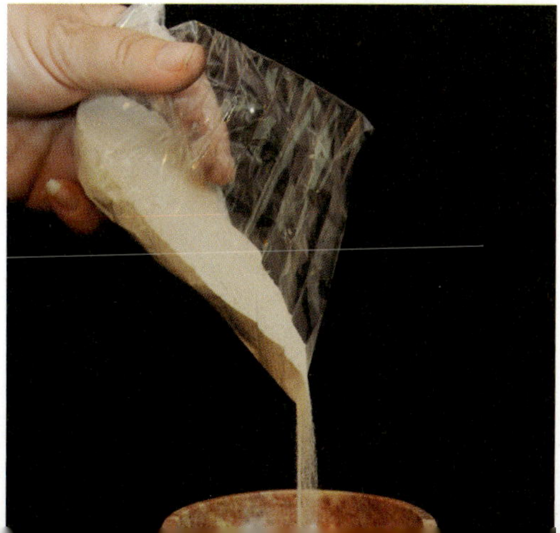

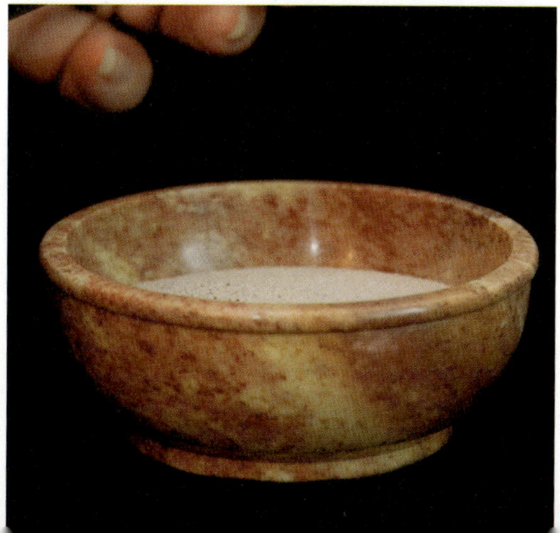

Räucherkohle

Räucherkohle besteht aus gepresster Holzkohle und glost gleichmäßig. Dadurch kann die Temperaturhöhe entstehen, die notwendig ist, um die Hölzer, Harze, Blüten und Blätter schonend zu verräuchern. Wenn die Hitze zu groß ist, wie zum Beispiel bei Entnahme von Glut aus einem Ofen, verbrennen die Blätter oder Blüten sofort, und der Rauch kann seine Wirkung nicht entfalten.

Bei einer Reinigungsräucherung ist es sehr wichtig, ausreichend Rauch zu erzeugen, damit sich die Energien auch wirklich auflösen lassen. Der Rauch ist völlig harmlos, weil er nur aus dem besteht, was man an Räucherwerk auflegt. Die Kohle selbst gibt keinen Rauch ab, sondern glost nur.

Wie wird die Kohle richtig angezündet?

Mit der Räucherkohle haben viele Menschen große Probleme, und sie lassen dann das Räuchern oftmals sein, weil sie nicht wissen, wie sie wirklich mit dieser Kohle umgehen sollen.

Richtig:
Zünden Sie die Kohle an der Kante mit einem Streichholz, einem Gasanzünder oder einem Feuerzeug an. Wenn die ersten »Sternchen« zu sehen sind, erschrecken Sie bitte nicht. Nun heißt es ein wenig Geduld haben und so lange die Flamme des Anzünders hinhalten, bis die »Sternchen« von allein weiterlaufen. Die Kohle wird nach dem Anzünden sofort auf den Sand gelegt, der sich in der Räucherschale befindet. Danach wird gewartet, bis die Funken von einem Rand zum anderen »durchlaufen« (geht ganz schnell). Wenn die Kohle dann heiß genug ist, kann das Räucherwerk aufgelegt werden.

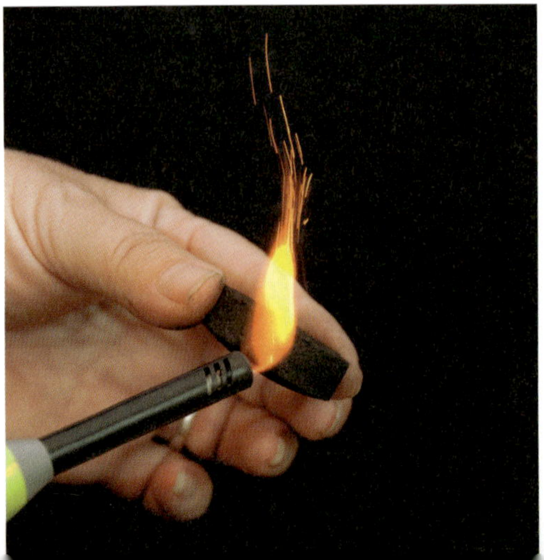

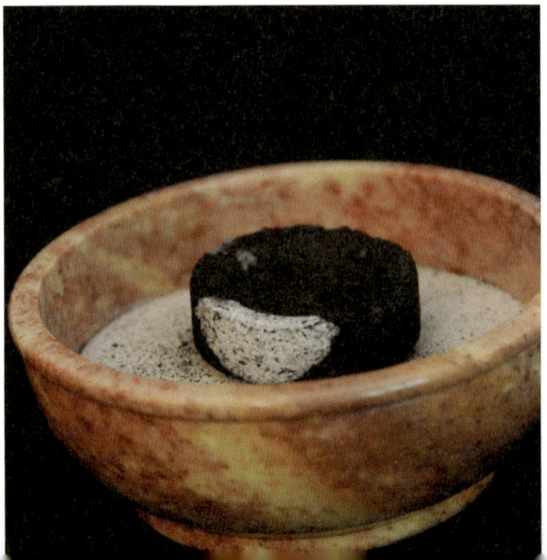

Falsch:
Zünden Sie die Kohle nicht in der Mitte an. Das ist sehr mühsam und funktioniert nicht. Ziehen Sie die Feuerquelle nicht sofort weg, wenn Sie die »Sternchen« sehen. Wenn Sie zu ungeduldig sind und die Kohle nicht lange genug anbrennen lassen, glosen die Sternchen nicht weiter und die Glut erlischt wieder. Wenn das Räucherwerk zu früh aufgelegt wird, kann die Kohle ersticken.

Viele Menschen sagen mir, dass sie mit dem Auflegen des Räucherwerkes warten, bis die Kohle einen weißen Rand bekommen hat. Das ist nicht notwendig, weil dieser weiße Rand nur durch die Hitze der Kohle entsteht. Da die Kohle schon heiß ist, sobald die »Sternchen« weg sind, muss man nicht darauf warten, bis sich der weiße Rand gebildet hat.

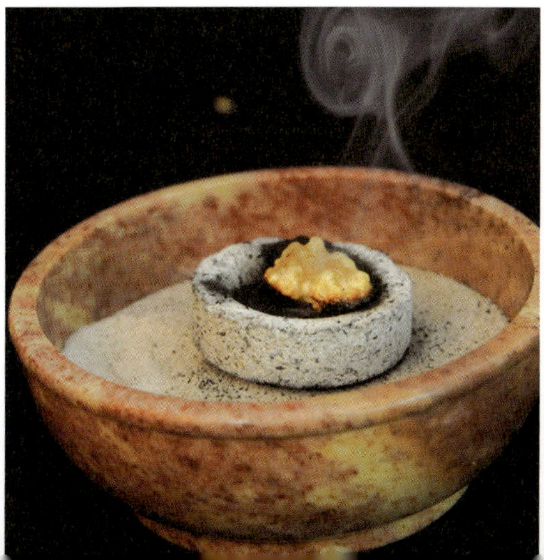

◄ Bilder von links nach rechts:
1. Räucherkohle richtig anzünden
2. Räucherkohle auf den Sand legen
3. Räucherwerk auf der Kohle

Räucherwerk

Die Zutaten des Räucherwerkes sind beim Reinigungsräuchern besonders wichtig, denn von ihrer Zusammensetzung und Wirkung ist abhängig, wie gut der Energiemüll entsorgt werden kann.

Das Räuchern zur Reinigung ist vergleichbar mit dem Putzen einer Wohnung. Wenn ich nicht die richtigen Putzmittel anwende, ist es schwierig, den Schmutz zu entfernen. Mit einem Scheuermittel kann ich nicht die ganze Wohnung säubern, genauso wenig mit einer milden Seife. Für verschiedene Schmutzarten benötige ich auch verschiedene Putzmittel. Genauso ist es beim Räuchern: Es genügt nicht, mit nur einem Räucherkraut zu reinigen.

Schon Paracelsus hat gesagt: »Geht hinaus in die Natur. Dort wartet alles auf euch, was ihr benötigt, aber wisset eines, jedes Kraut hat seine Aufgabe und kann nicht für alles herhalten!« So verhält es sich auch beim Räuchern. So vielfältig wie die negativen Energien sein können, so vielfältig muss auch das Räucherwerk sein, um alles auflösen zu können. Es gibt viele starke Reinigungskräuter, aber nur gemeinsam schaffen sie die Entfernung der verschiedenen negativen Energieformen. Es ist natürlich nicht möglich, mit dem Verräuchern nur einer Räucherzutat, zum Beispiel dem Salbei, alle Energien zu entfernen. Der Salbei kann nur die Energien entfernen, für die er zuständig ist. Die restlichen verbleiben im Raum. Das bringt nicht den gewünschten Erfolg. Das wäre so, als würde ich nur einen Teil meiner Wohnung putzen. Wenn ich in der Küche nur die Möbel reinige, den Boden und die Fenster jedoch nicht, kann ich nicht von einer Reinheit des Raumes sprechen. So ist es auch bei den verschiedenen negativen Energien, die in den Räumen hängen. Ihre Entfernung benötigt viele verschiedene »Helferlein«, die es in der Kombination schaffen, alle Energien aus den Räumen des Gebäudes zu entfernen.

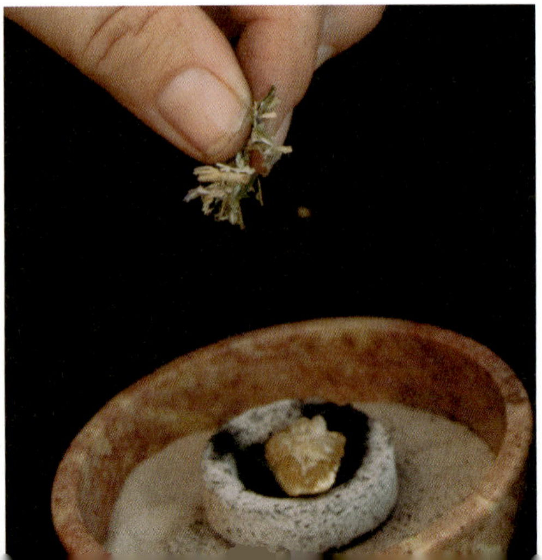

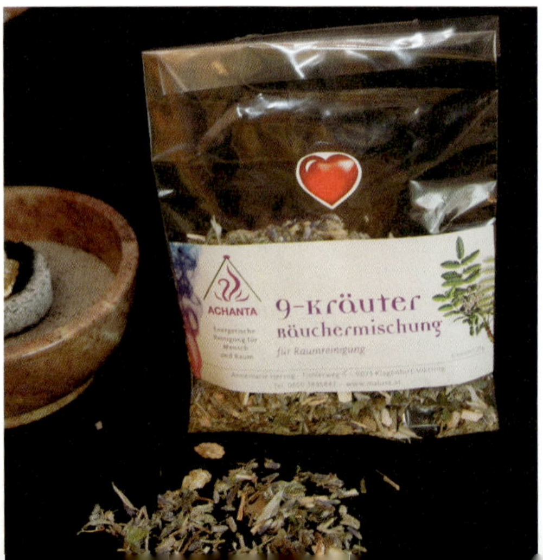

Ich hab schon ausführlich beschrieben, welche verschiedenen Ursachen die negativen Energien haben können, die sich in Räumen ansammeln. Beim energetischen Reinigen benötigt man daher immer eine Mischung aus verschiedenen Zutaten. Sie müssen sich allerdings »vertragen«, denn wenn sie einfach so willkürlich gemischt werden, kann ihre Wirkung gemindert werden. Genaues Wissen über die Kräuter und ihre Wirkungen ist hier sehr wichtig, ebenso aber auch die Kraft, die in den Kräutern enthalten ist. Sie müssen zum richtigen Zeitpunkt geerntet werden, damit sich ihre Kraft auch genau dort befindet, wo sie gebraucht wird. Wenn ich die Kraft eines Blattes brauche, darf ich das Kraut nicht pflücken, wenn die Kraft gerade im Stängel oder in der Wurzel ist.

◄

4. Kräutermischung auf die Kohle geben
5. meine 9-Kräutermischung
6. Räucherutensilien

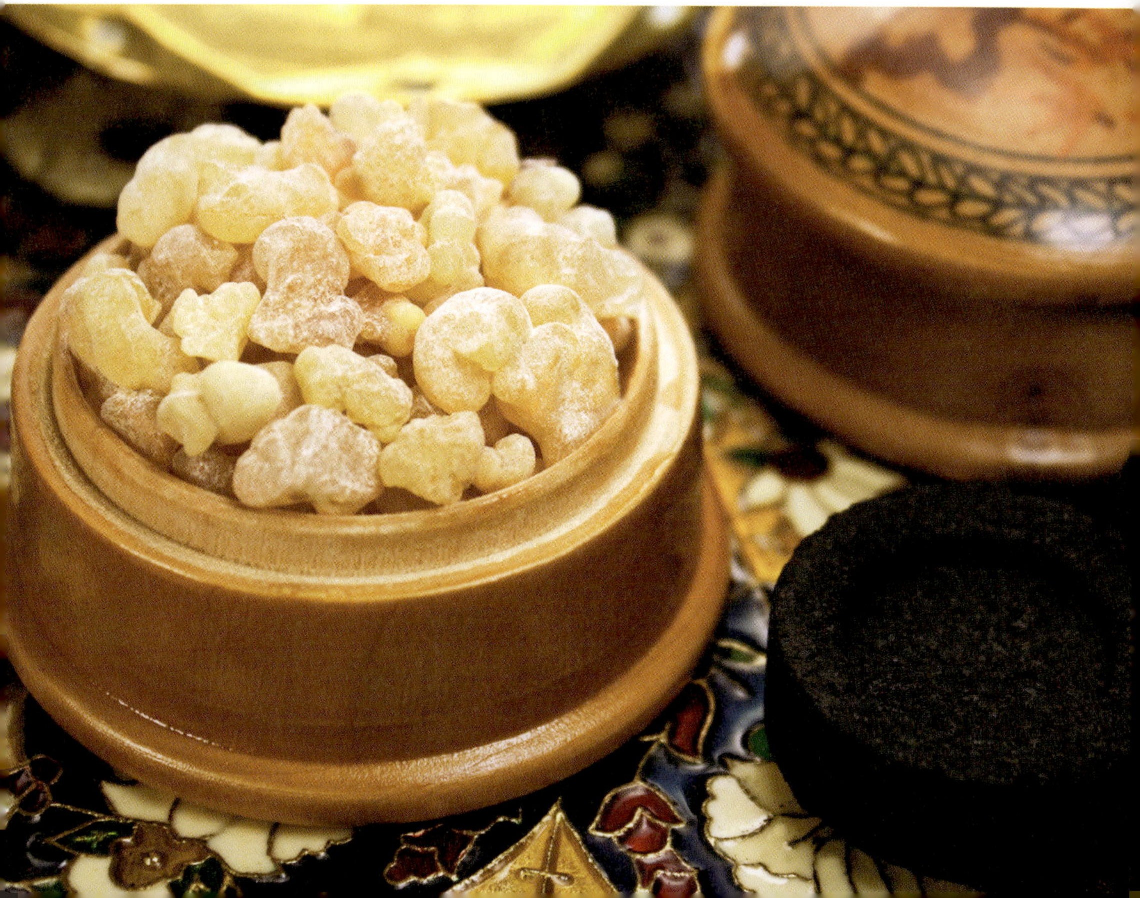

Weihrauch zur energetischen Raumreinigung

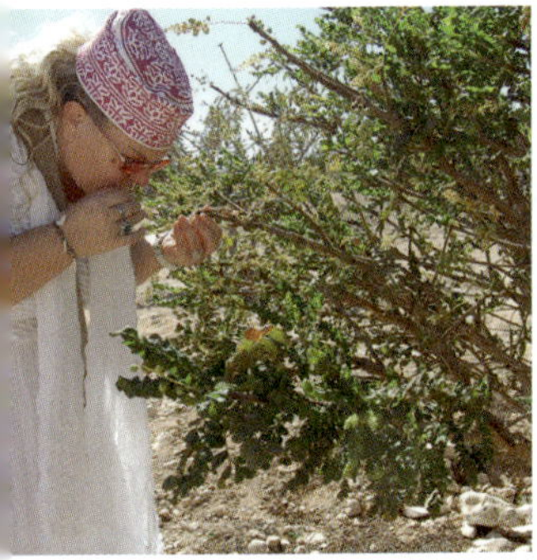

Boswelliastrauch – die Weihrauchpflanze

Mich sprechen immer wieder Menschen an, die mir erzählen, dass sie mit Weihrauch durch ihre Wohnung gehen, um diese zu reinigen. Zur Enttäuschung dieser Personen antworte ich dann, dass es leider nichts bringt, nur mit Weihrauch zu räuchern. Weihrauch eignet sich sehr gut zum Desinfizieren, aber er kann keine energetischen Müllberge entsorgen.

Die reinigende Wirkung von Weihrauch basiert auf einem Mythos. Er wurde über Jahrhunderte als ganz besonderes Räuchermittel gehandelt. Der Wert der besten Sorten war immer sehr hoch. Ich reiste schon öfter in den Oman und war auch in der Hauptstadt des Weihrauchs, in Sallalah. Dort sieht man die Vielfalt der Weihrauchsorten besonders deutlich. Es gibt mindestens 210 Sorten, und die teuerste Sorte ist von hellgrüner Farbe. Der Preis dafür beträgt derzeit circa 900 Euro pro Kilogramm. Der Geruch dieser Sorte ist nicht als typischer Weihrauchgeruch erkennbar, sondern viel feiner. Ein Weihrauchexperte erklärte mir, dass die teuren Sorten gar nicht in dem Maß vorhanden sind, um sie in großen Mengen zu exportieren. Noch dazu könnte die Anzahl der Weihrauchbäume in den kommenden Jahren stark zurückgehen. Im Oman erfuhr ich ebenfalls, dass Rheumatologen ein Rheumamittel auf der Basis von Weihrauch entwickeln. Dieses soll Patienten in Zukunft mittels Spritzen verabreicht werden, um die Entzündungsherde der Krankheit zu behandeln.

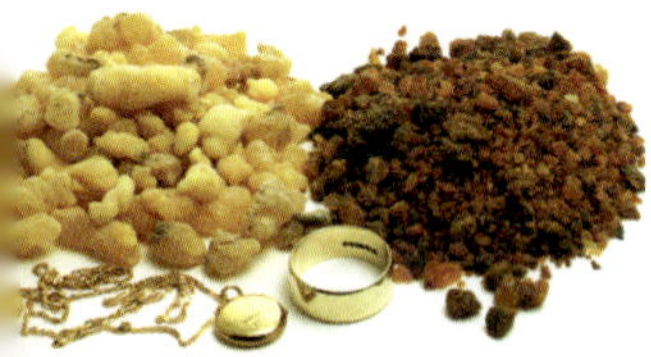

Weihrauch, Myrrhe und Gold

Der besondere Stellenwert des Weihrauchs ergibt sich aus der Geschichte und aus seiner religiösen Funktion. Weihrauch als teures Geschenk für das Kind in der Krippe war etwas ganz Besonderes. Diese Auffassung hat sich bis heute gehalten.

Im 18. Jahrhundert wurden in Kirchen sogenannte Räucherschleusen eingeführt. Durch diese mussten alle Menschen gehen, die in die Kirche wollten. Man hoffte, dadurch Ungeziefer und ansteckende Krankheiten einzudämmen. Die desinfizierende Wirkung von Weihrauch war schon lange bekannt und er wurde häufig als Desinfektionsmittel eingesetzt.

Das richtige Räucherwerk

Das richtige Räucherwerk zum Reinigen ist eine Zusammensetzung aus heimischen Kräutern und Harzen. Bereits meine Großmutter verwendete diese Räuchermischung. Diese ist heute noch genauso wirksam wie damals. Unsere Vorfahren vertrauten auf das alte Wissen von den Kräutern, und ich bin stolz darauf, dieses weitergeben zu dürfen. Die Kräuter veränderten ihre Wirkung im Laufe der Zeit nicht. Es ist nicht notwendig, etwas Neues zu erfinden, wenn altbewährte Zusammensetzungen schon existieren. Ich kann Ihnen auch aufgrund meines Spürvermögens versichern, dass diese Mischung stark genug ist, um als »Putztrupp« ganze Arbeit zu leisten.

Ich möchte Ihnen im Folgenden meine altbewährte 9-Kräutermischung im Detail vorstellen. Alle Zutaten sind aufeinander abgestimmt, und jeder Teil dieser Mischung hat während der Räucherreinigung eine bestimmte Aufgabe zu erfüllen. Wenn eine Zutat fehlt, ist der Reinigungserfolg gemindert. Alle Kräuter vertragen sich sehr gut und wirken daher mit geballter Kraft.

Wenn die Kraft der Kräuter nicht ausreicht – dies ist vor allem bei alten abgelagerten Kräutern der Fall –, kann sich beim Räuchern kein befriedigendes Ergebnis einstellen. Im Rauch, der durch das Auflegen der Zutaten entsteht, entfaltet sich die Kraft des Krautes. Wo allerdings von vornherein keine Kraft vorhanden ist, kann sie sich auch nicht entwickeln.

Unbedingt zu beachten ist, dass die Räucherzutaten nicht mit Pflanzenschutzmitteln behandelt sein dürfen und deshalb chemische Zusätze enthalten. Es ist auch nicht empfehlenswert, Kräuter neben einer stark befahrenen Straße zu pflücken. Die Pflanzen speichern die Umweltgifte und geben sie dann bei ihrer Verwendung als Räucherzutaten ab. Kräuter und Räucherzutaten, die man im Handel erwerben kann, werden oftmals mit chemischen Substanzen gegen das Grauwerden der Blätter bei langer Lagerung behandelt. Auch gegen Schimmelbildung wird manchmal etwas dazugemischt. Beim Räuchern ist das fatal, weil der Rauch in jede Pore des Körpers eindringt und damit auch die chemischen Substanzen freigibt. Das sollte unbedingt vermieden werden, denn damit tut man sich wirklich nichts Gutes.

Meine Kräuterküche

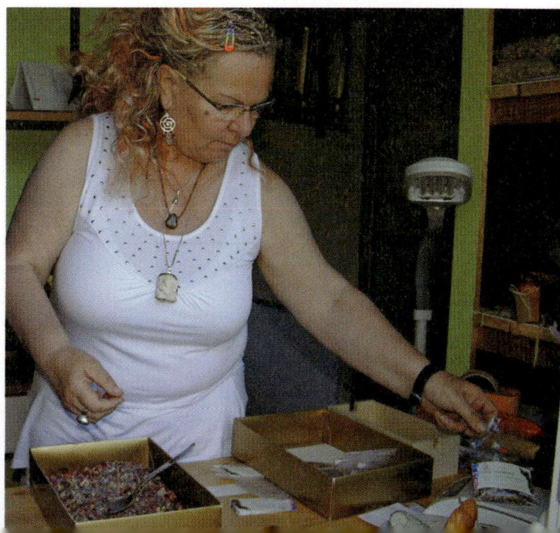

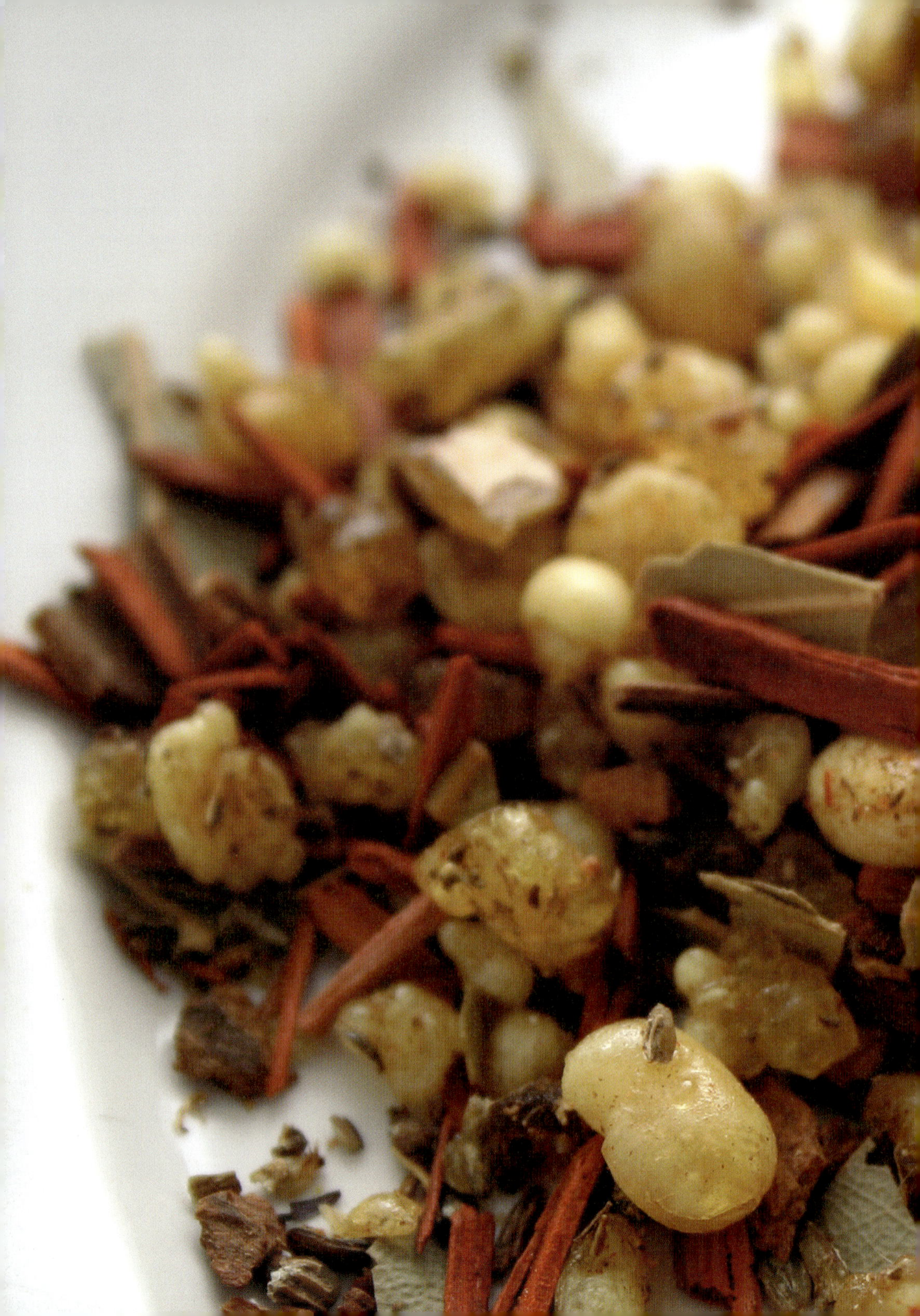

9-Kräutermischung

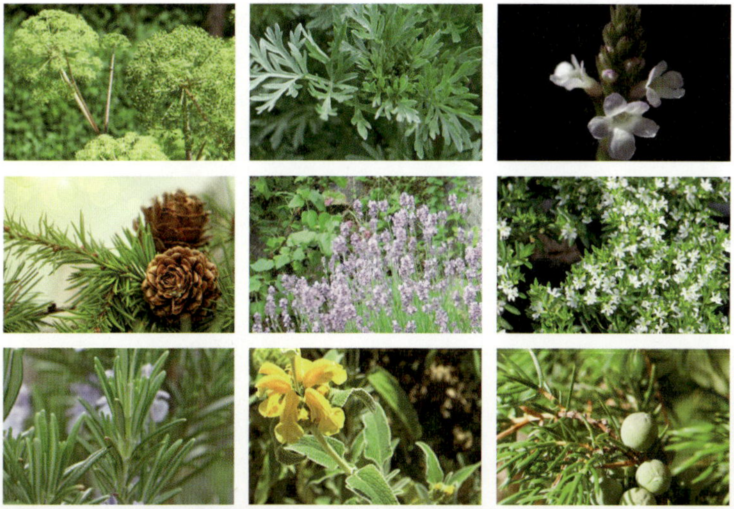

Angelikawurzel
Beifuß
Eisenkraut
Fichtenharz
Lavendel
Myrteblätter
Rosmarin
Räuchersalbei
Wacholderholz

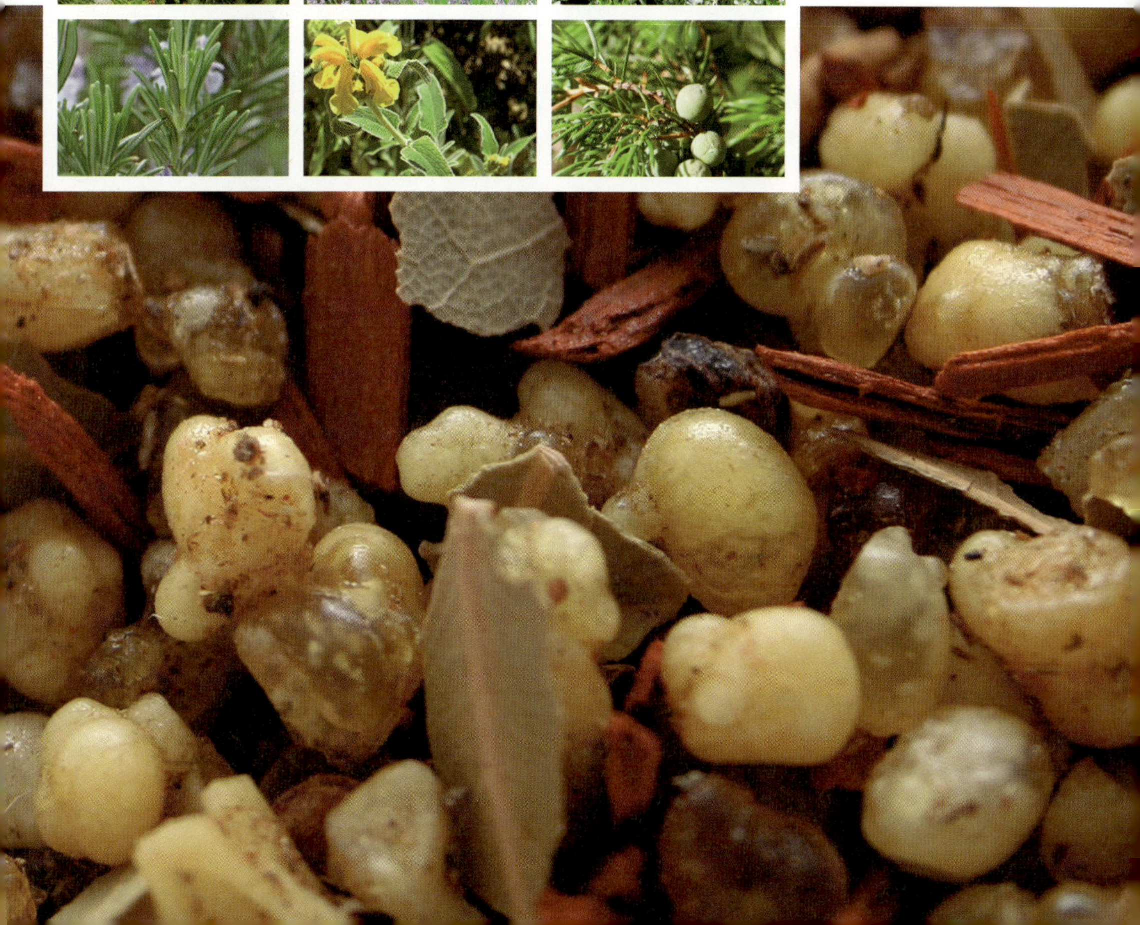

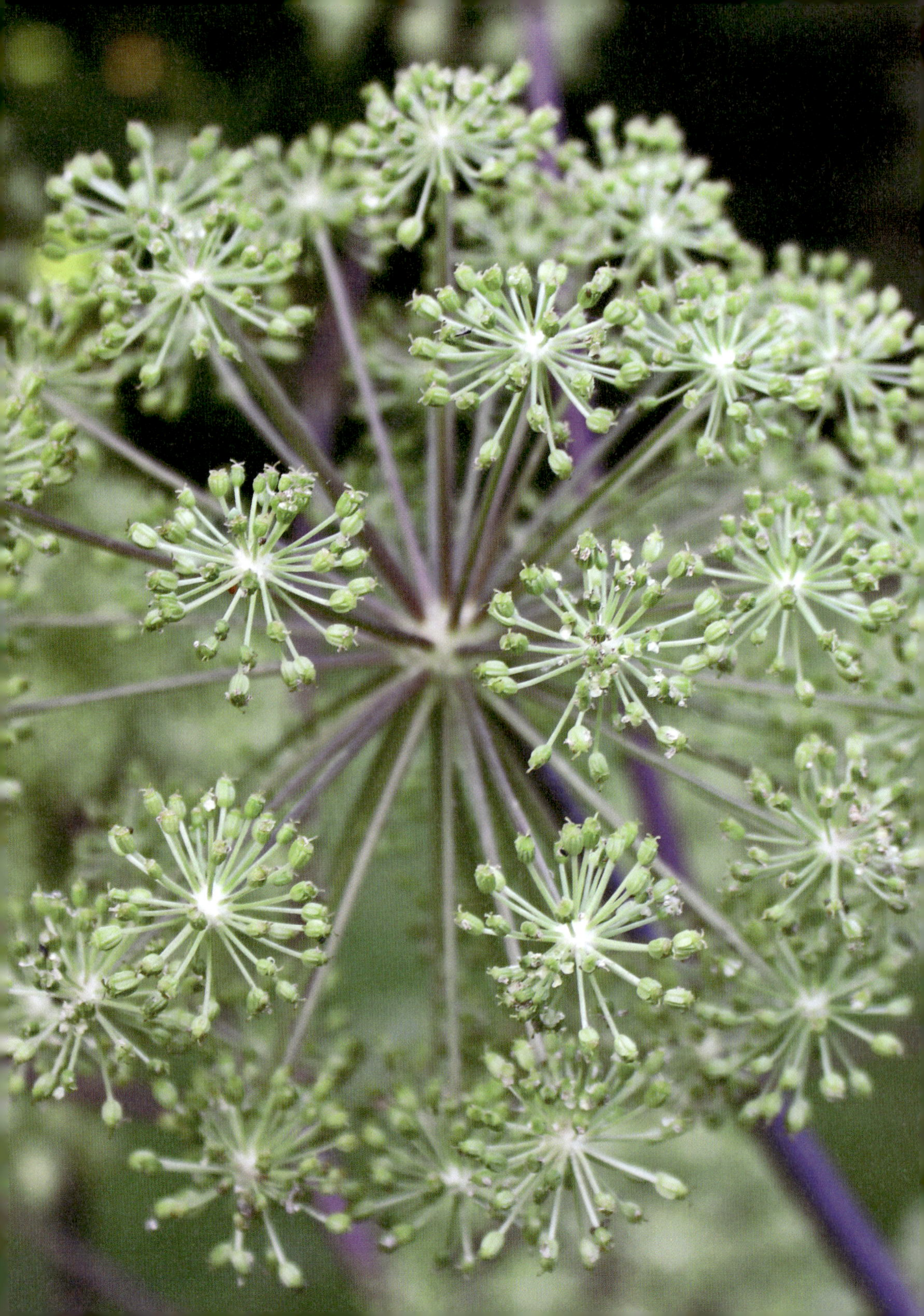

Angelikawurzel

Angelica archangelica

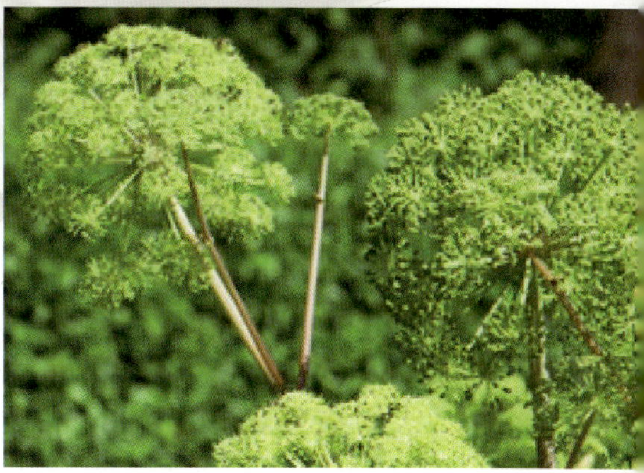

Wirkung im Raum:

Empfehlenswert ist es, Angelikawurzel nicht allein zu verräuchern, weil der Geruch nicht unbedingt als angenehm empfunden wird. In einer Mischung jedoch verliert sich ihr herber und schwerer Duft.

Ich habe sehr gute Erfahrungen mit der Kraft der Angelikawurzel gemacht. Ein starker Reinigungseffekt in Räumen ist mithilfe dieser kraftvollen Wurzel leicht zu erzielen. Sie ist zum Beispiel für die Beseitigung von Angstenergien, die in Räumen festhängen, zuständig.

Wirkung auf den Körper:

Verweilen die Menschen länger in den geräucherten Räumen, werden die Ängste, die sie in sich tragen, leichter bewältigt und in Vertrauen umgewandelt.

Angelikawurzel hilft verängstigten und mutlosen Menschen und weckt die Intuition, um richtige Entscheidungen treffen zu können und dann auch zu ihnen zu stehen. Wenn jemand seine Meinung immer an die Meinung anderer Menschen anlehnt, gibt die Angelikawurzel ihm die Kraft, zu sich und zu seiner eigenen Meinung zu stehen.

Die Blüten der Angelika sind sehr anmutig und groß. Sie erinnern an Sonnenstrahlen, und ihr Anblick ist daher auch Balsam für die Seele. Diese Pflanze holt die Menschen aus seelischen Tieflagen und bringt im wahrsten Sinne des Wortes Licht in ihre Gefühle.

Angelikawurzel wird zum Räuchern, in Kräuterkissen, als Zusatz in Bädern, als Inhaltsstoff in Salben oder zur Produktion ätherische Öle verwendet.

Größe: 1–2,5 m

Angelika wächst in wasserreichen Gebirgsschluchten, an Flussufern, auf feuchten Wiesen, an Waldrändern und in schattigen Jungwäldern.

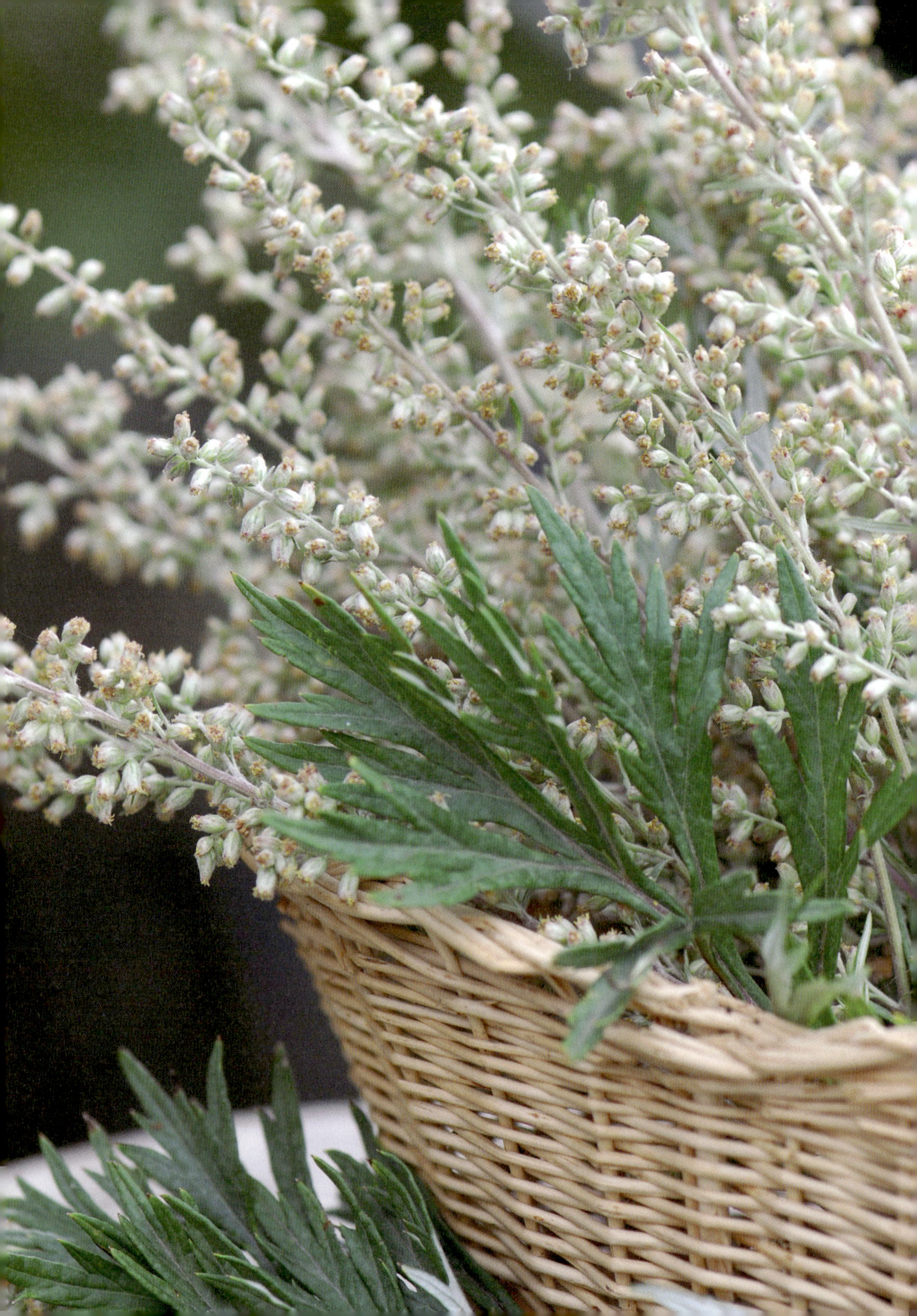

Beifuß

Artemisia vulgaris

Wirkung im Raum:

Mit dem Beifuß kann man sehr gut Räume reinigen und auch segnen, weil er keine negativen Schwingungen duldet. Sein Rauch reinigt und desinfiziert die Luft in den Räumen. So schafft er eine klare und gesunde Atmosphäre, in der wir unsere Widerstandskraft erhöhen und auf diese Weise Krankheiten vorbeugen können.

Wirkung auf den Körper:

Die Räucherung mit Beifuß hilft gegen Ängste und kann daher auch sehr gut als Schutzräucherung angewandt werden. Auch wenn man sich wertlos und einsam fühlt, trägt der Beifuß viel dazu bei, diese Themen in den Griff zu bekommen. Er hilft uns auch, in scheinbar ausweglosen Situationen nicht aufzugeben. Damit ein Neubeginn im Leben erfolgen kann, hilft Beifuß, Situationen, Dinge und/oder Menschen loszulassen. Ungeahnte Kräfte werden durch die Kraft des Beifuß aktiviert und das Durchhaltevermögen bei Schwierigkeiten gesteigert. Beifuß wird auch »Wilder Wermut« genannt. Er wärmt und entspannt, und er ist ein Lichtbringer. Intuitives Handeln wird mit seiner Hilfe erleichtert.

Beifuß wird zum Räuchern, als Aufguss oder als Pulver verwendet.

Größe: 75–150 cm

Diese Pflanze wächst am Wegesrand, Wald- oder Ackerrand sowie entlang von Zäunen.

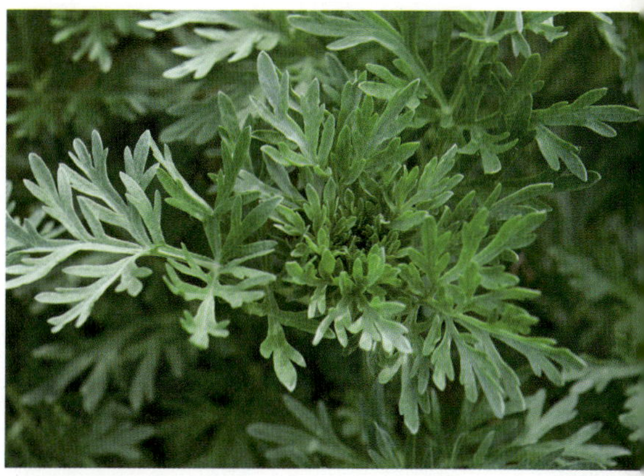

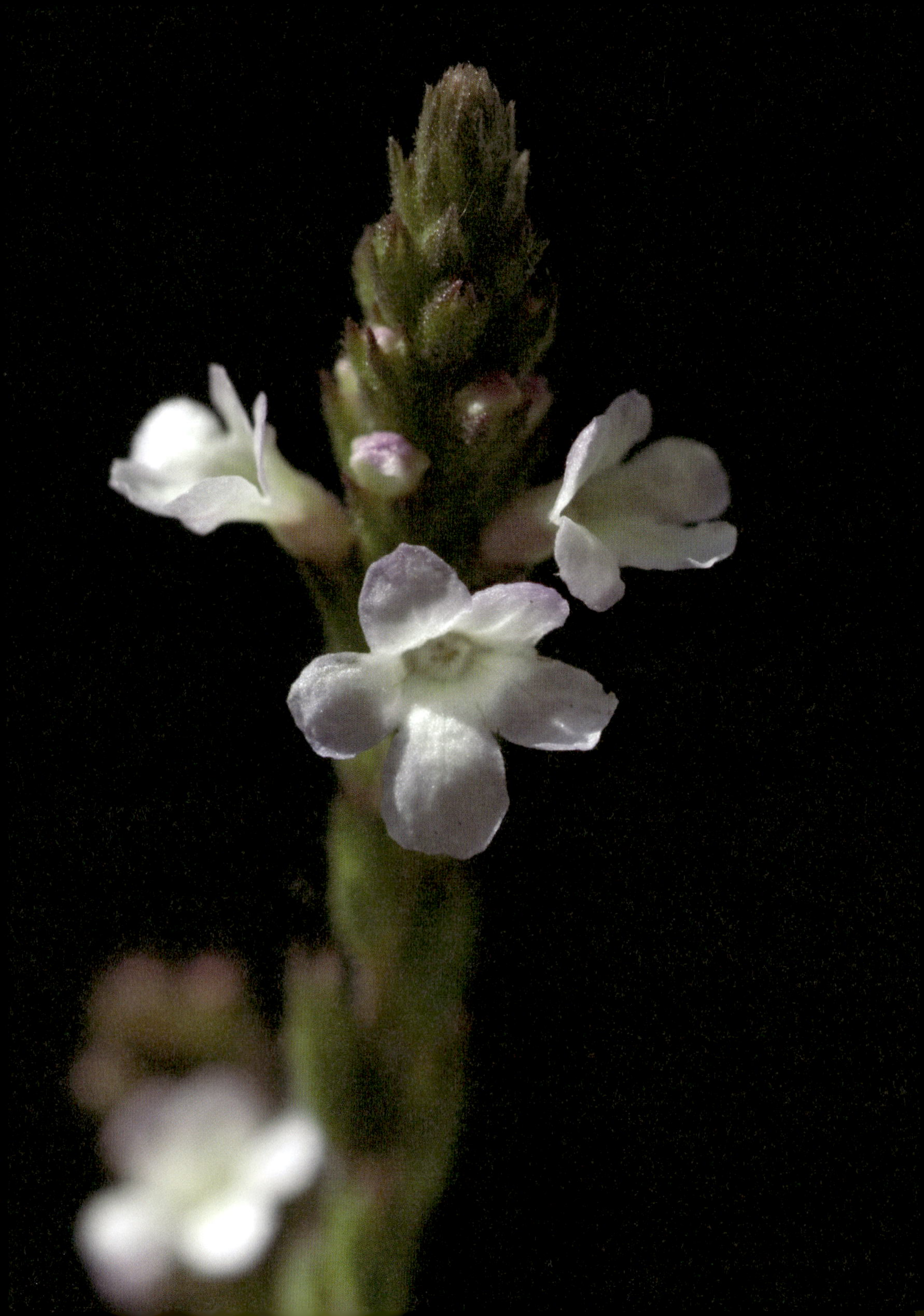

Eisenkraut

Verbena officinalis

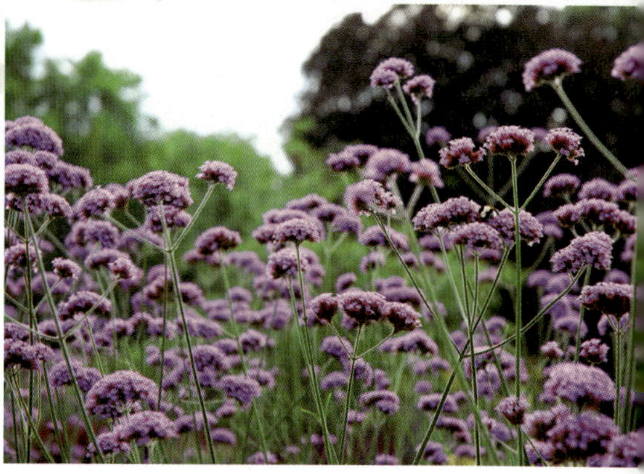

Wirkung im Raum:

Eisenkraut ist in Kombination mit anderen Zutaten ein besonders guter Raumreiniger. Außerdem wird es verwendet, um Glück und Erfolg anzuziehen.

Der Rauch vom Eisenkraut ergibt einen herben, krautigen Geruch.

Wirkung auf den Körper:

Menschen, die viel geistige Arbeit verrichten, hilft Eisenkraut, klare Gedanken zu fassen und kreativ zu sein. Außerdem inspiriert der Duft des Eisenkrautes diese Menschen. Möglicherweise auftretende Zweifel an der Qualität der geleisteten Arbeit werden abgebaut. Eisenkraut hilft aber auch, sich morgens in der Frühe an die Träume der vergangenen Nacht zu erinnern und beugt Albträumen vor.

In Geschäften trägt Eisenkraut dazu bei, dass die Kunden sich schneller, klarer und intuitiver für Waren entscheiden. Damit fördert es den Erfolg dieser Geschäfte. Darüber hinaus macht Eisenkraut aber auch mutig, im Leben endlich etwas zu tun, was man schon lange tun wollte, sich aber bisher nicht traute.

Eisenkraut wird auch bei Epilepsie und bei Leber-, Milz- und Nierenleiden eingesetzt, ebenso zur Behandlung von Gelbsucht und bei Ekzemen.

Dieses Heilkraut wird in Pulverform, als Kaltauszug oder als Alkoholauszug und als Räucherwerk genutzt.

Größe: 30–80 cm

Eisenkraut wächst an Wegrändern, auf Gräbern, an Mauern und in der Nähe von Hecken.

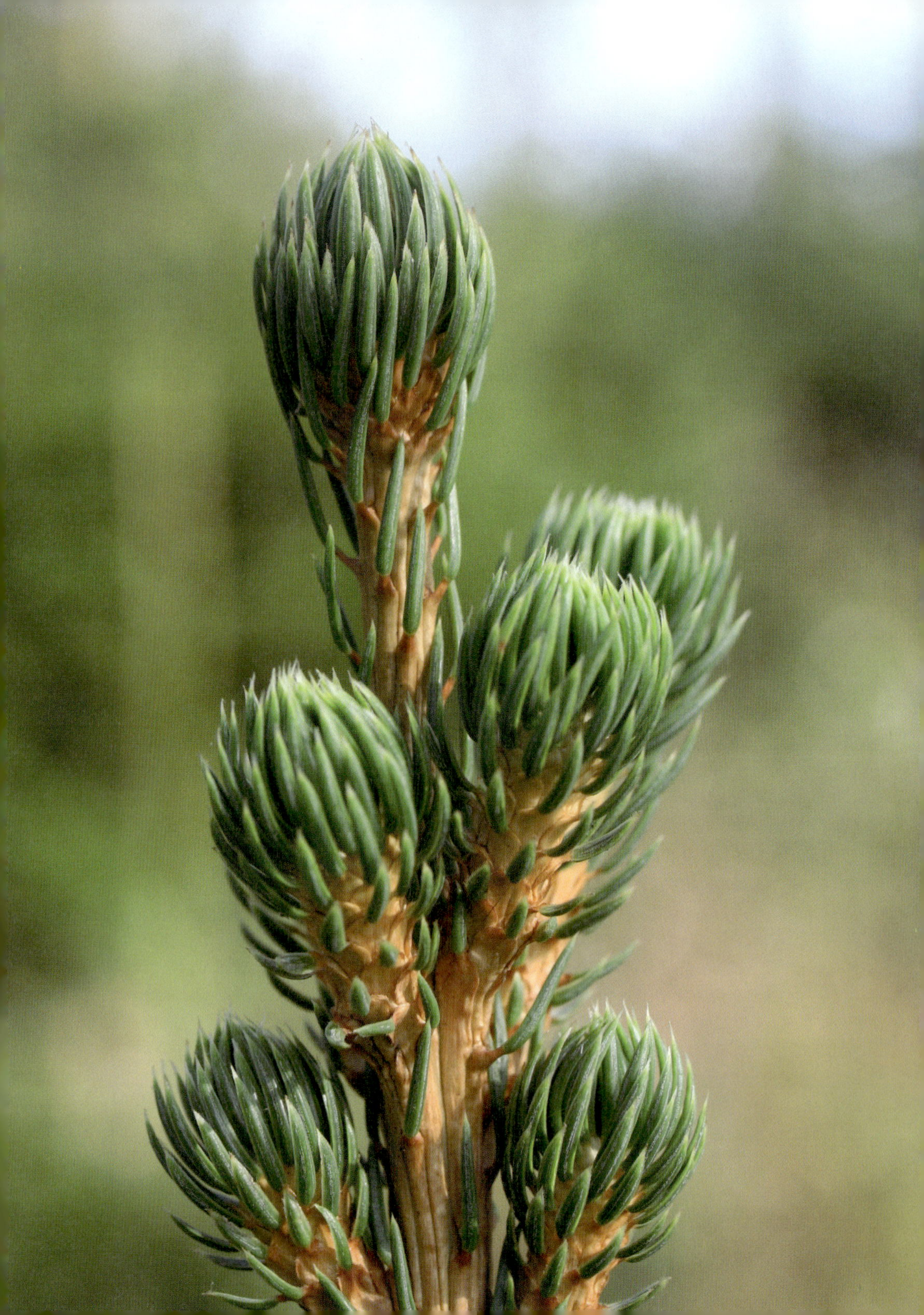

Fichtenharz (Burgunderharz)

Picea abies (L.) Karst.

Wirkung im Raum:

Lange bevor exotische Harze bei uns bekannt waren, wurde bereits mit Fichtenharz geräuchert. Dieses Harz wirkt keimtötend und riecht sehr angenehm »nach Wald«.

Eine Räucherung mit Fichtenharz ist besonders vor dem Bezug einer neuen Wohnung oder eines Hauses zu empfehlen, weil der Duft schützend und beruhigend auf die neu eingezogenen Bewohner wirkt. Fichtenharz ist auch dafür zuständig, negative Energien, die sich in Räumen durch Zwist, Streit, Anfeindungen oder Eifersucht gebildet haben, zu entfernen. Außerdem hilft das Räuchern mit Fichtenharz auch dabei, sich besser abzugrenzen. Man lernt, nicht jedes Problem oder jede Krise anderer Menschen an sich heranzulassen.

Wirkung auf den Körper:

Fichtenharz-Rauch unterstützt Menschen dabei, sich in allen Lebenslagen durchzusetzen. Man fühlt sich stark genug, um selbstbewusst seinen Weg zu gehen und sich nicht bei jeder Gelegenheit gleich wieder davon abbringen zu lassen. Dadurch beweist man Rückgrat und wird im Außen ernst genommen. Die neue selbstbewusste Ausstrahlung wird für die Mitmenschen schnell spürbar.

Fichtenharz wird zum Räuchern oder als Balsam verwendet. Aus den jungen Sprossen der Fichte wird Sirup hergestellt.

Größe des Baumes: bis zu 40 m

Fichten werden in heimischen Wäldern angepflanzt.

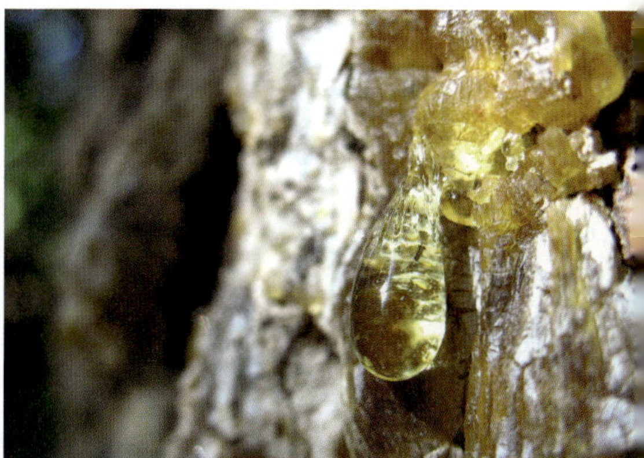

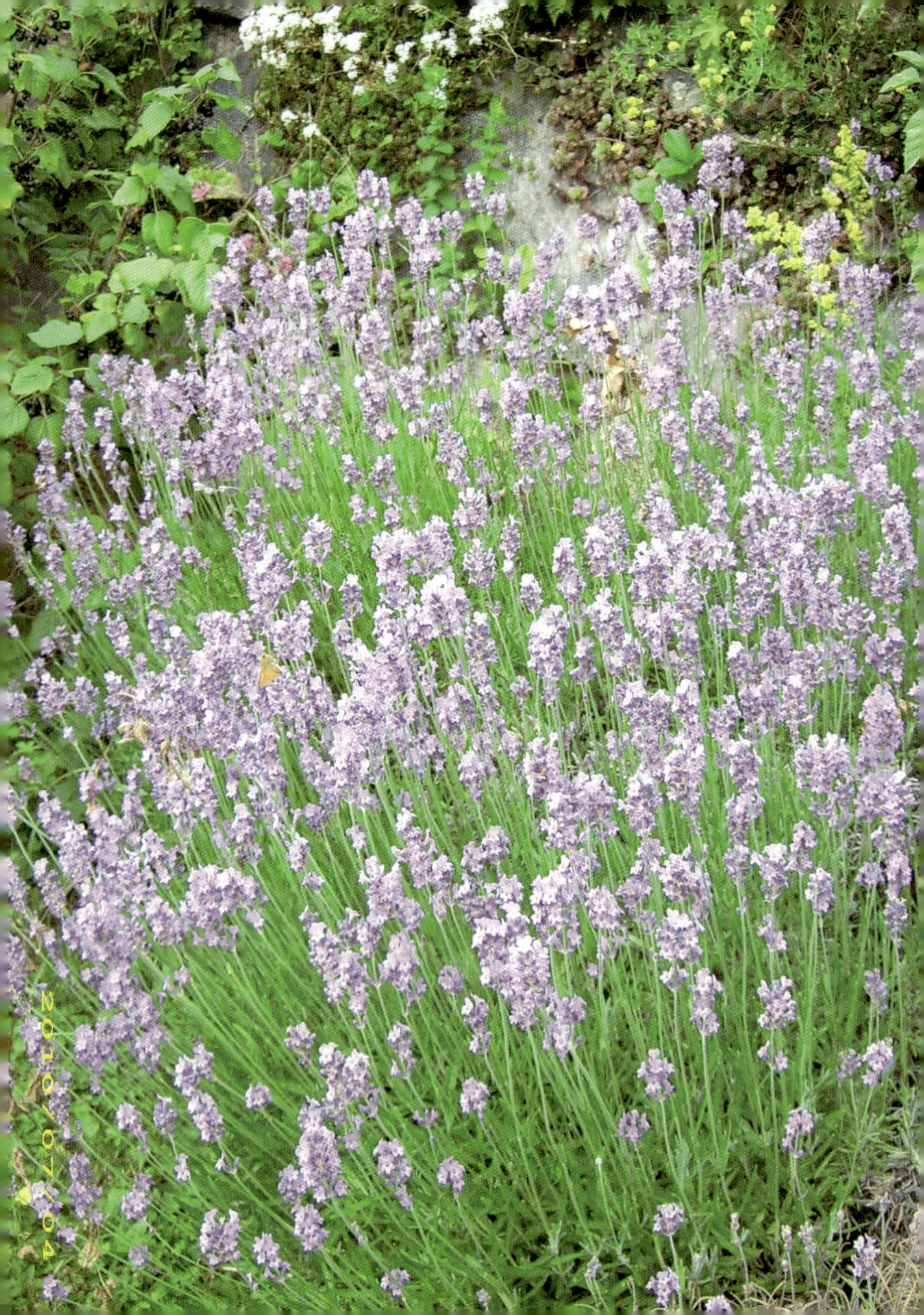
2010/07/04

Lavendel

Lavandula officinalis

Wirkung im Raum:

Lavendel entfaltet einen intensiven, aromatischen Duft mit einer sanften Schwingung. Dieser wirkt reinigend und beruhigend. Die Räucherung mit Lavendel bringt Frieden ins Haus und schafft Klarheit bei »dicker Luft«. Lavendel ist bereits seit Jahrhunderten ein beliebtes Volksheilmittel. Verräuchert wirkt Lavendel stark desinfizierend, reinigend und klärend. Lavendel erfrischt und ordnet. Man kann ihn außerdem zur seelischen Reinigung anwenden.

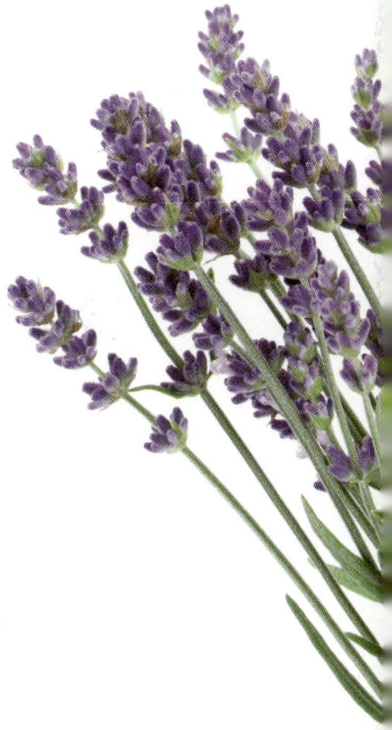

Wirkung auf den Körper:

Lavendel wurde schon in der Antike als sehr begehrter Badezusatz verwendet. Bei Migräne und Depressionen ist Lavendel ein äußerst wirkungsvolles Heilmittel. Darüber hinaus wirkt er auf Drüsen anregend und krampflösend.

Diese Pflanze klärt und reinigt die Seele. Lavendel hat eine entspannende Wirkung, ohne dabei jedoch müde zu machen. Er beruhigt die Nerven. Außerdem kann man ihn wirkungsvoll gegen Motten zum Beispiel im Kleiderschrank einsetzen.

Lavendel wird unter anderem als Öl, Aufguss, Räucherwerk, alkoholisches Extrakt oder in Lavendelsäckchen zum Auflegen verwendet.

Größe des Strauchs: circa 30–60 cm

Lavendel wächst wild im Mittelmeerraum und wird als Zierpflanze in heimischen Gärten und Parkanlagen angebaut.

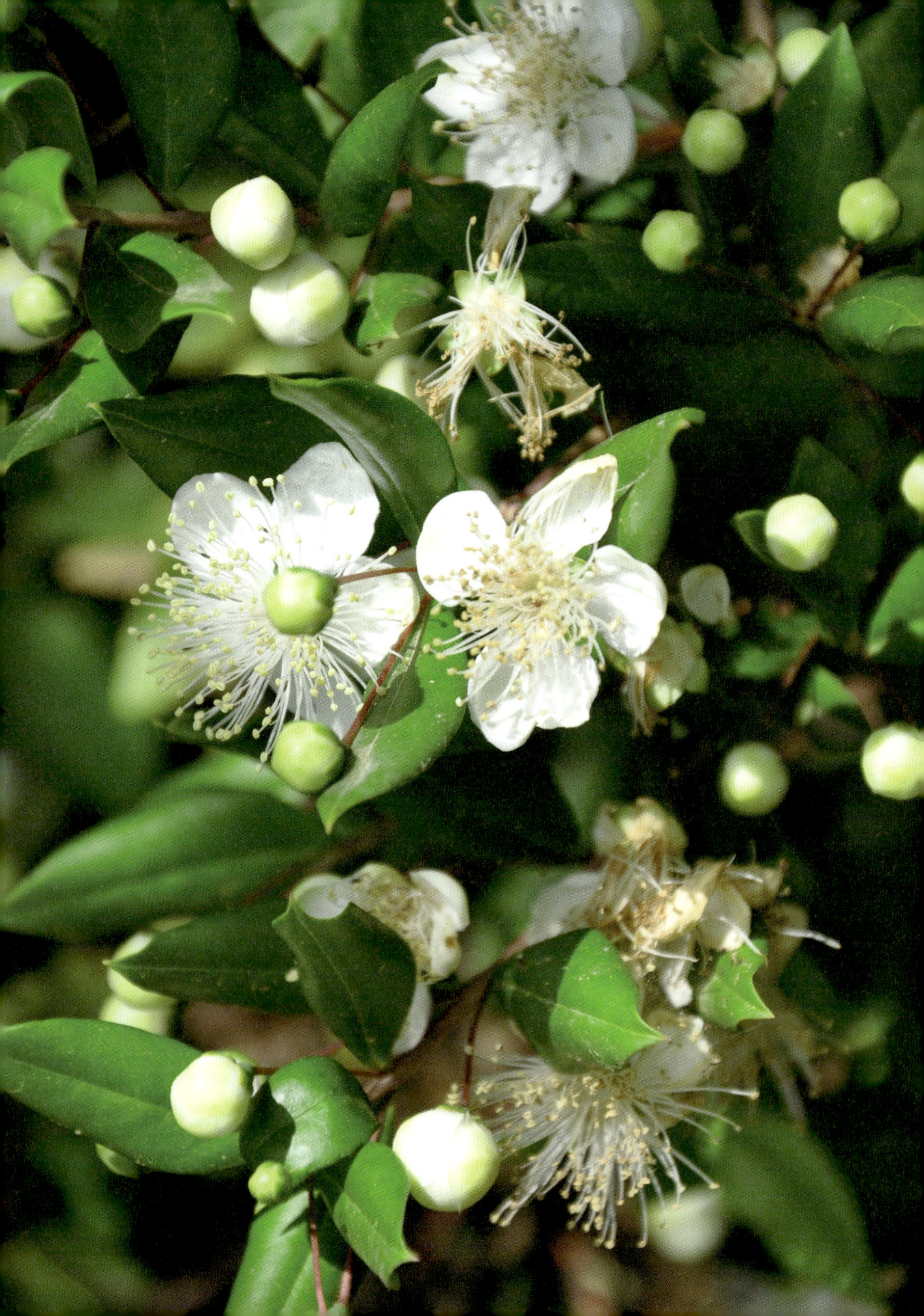

Myrteblätter

Myrtus communis

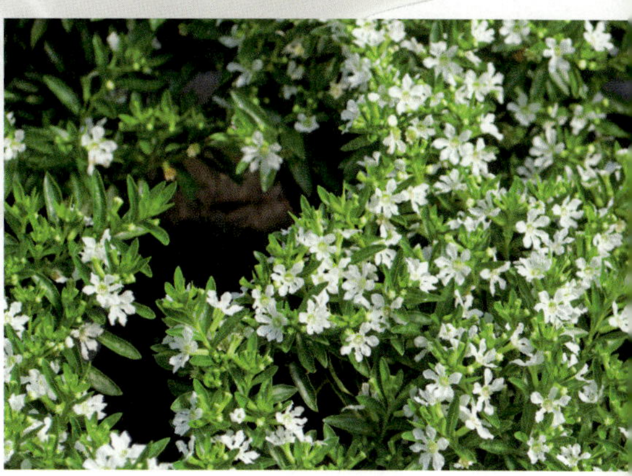

Wirkung im Raum:

Verräuchert werden überwiegend die getrockneten Blätter der Myrte.

Die Myrteblätter entwickeln eine große Kraft und wirken im Raum ausgleichend. Zum Entfernen negativer Energien ist die Myrte sehr gut geeignet. Myrte verhilft zu einer klaren Sicht auf die Dinge und kann die aufgestauten Energien von Seelenschmerzen entfernen.

Ihr Rauch hilft aber außerdem auch beim Abschiednehmen und der Trauerbewältigung.

Wirkung auf den Körper:

Das Verräuchern von Myrteblättern hat eine stark beruhigende Wirkung, besonders auf das Nervensystem. Nach einem stressigen Tag unterstützt der Rauch das Wiederherstellen der inneren Balance. Der Rauch von Myrteblättern verhilft auch zu Schutz und Geborgenheit. Darüber hinaus kann der Duft der Myrte verhindern, dass man seine Träume vergisst. Außerdem wirkt Myrte antiseptisch und hustenstillend.

Die Kraft der Myrte wird in ätherischen Ölen genutzt, oder man verwendet die getrockneten Blätter als Gewürz und Räucherwerk.

Größe des Strauchs: circa 3 m

Myrte wächst wild im Mittelmeergebiet.

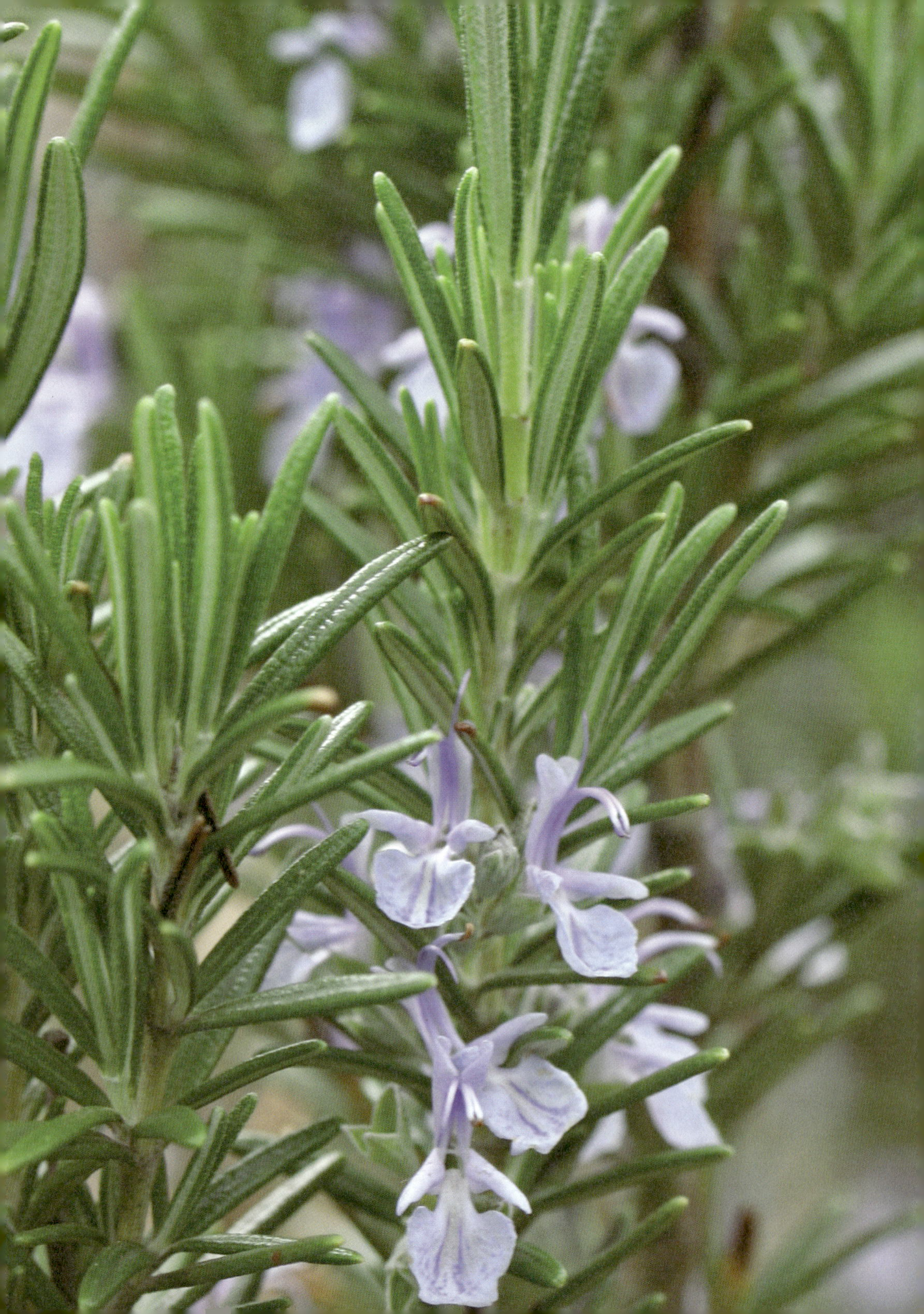

Rosmarin

Rosmarinus officinalis

Wirkung im Raum:

Verräuchert werden die getrockneten Nadeln des Rosmarinstrauchs.
Die Raumreinigung mit Rosmarin trägt dazu bei, dass die Räume anschließend vor negativen Einflüssen geschützt sind. Der Rauch der Rosmarinnadeln reinigt die Atmosphäre und fördert die Widerstandskraft, auch gegen Krankheiten.

Rosmarinrauch »scheucht« alles aus den Räumen, was dort nicht hineingehört.

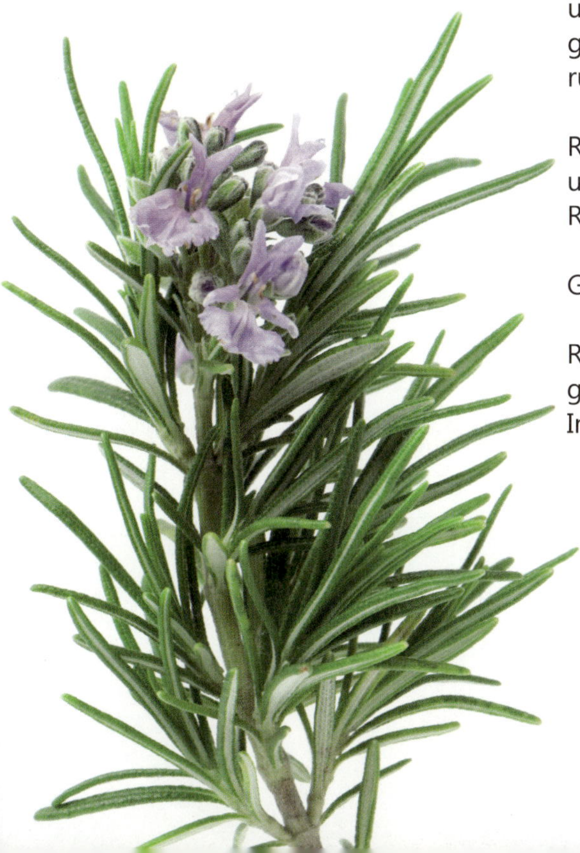

Wirkung auf den Körper:

Rosmarin weckt die Begeisterung im Menschen. Mithilfe des Rosmarinrauches kann es gelingen, das Loslassen von Situationen, Menschen oder Gegenständen zu bewältigen. Die Räucherung mit Rosmarin bringt die Energie der Bewohner zum Fließen und stärkt die Entscheidungsfähigkeit. Selbstzweifel und Denkblockaden verschwinden, Kreativität und Inspiration werden geweckt. Der Duft hilft, alte seelische Wunden aufzudecken und zu heilen. Mut, Lebensveränderungen anzugehen, wird durch die Räucherung mit Rosmarin ebenfalls gefördert.

Rosmarin wird als Inhaltsstoff von Salben und Badezusatz, aber auch als Öl und Räucherwerk genutzt.

Größe des Strauchs: bis zu 2 m

Rosmarin wird in heimischen Gärten angepflanzt. Vorsicht, er ist nicht winterhart! In den Mittelmeerländern wächst er wild.

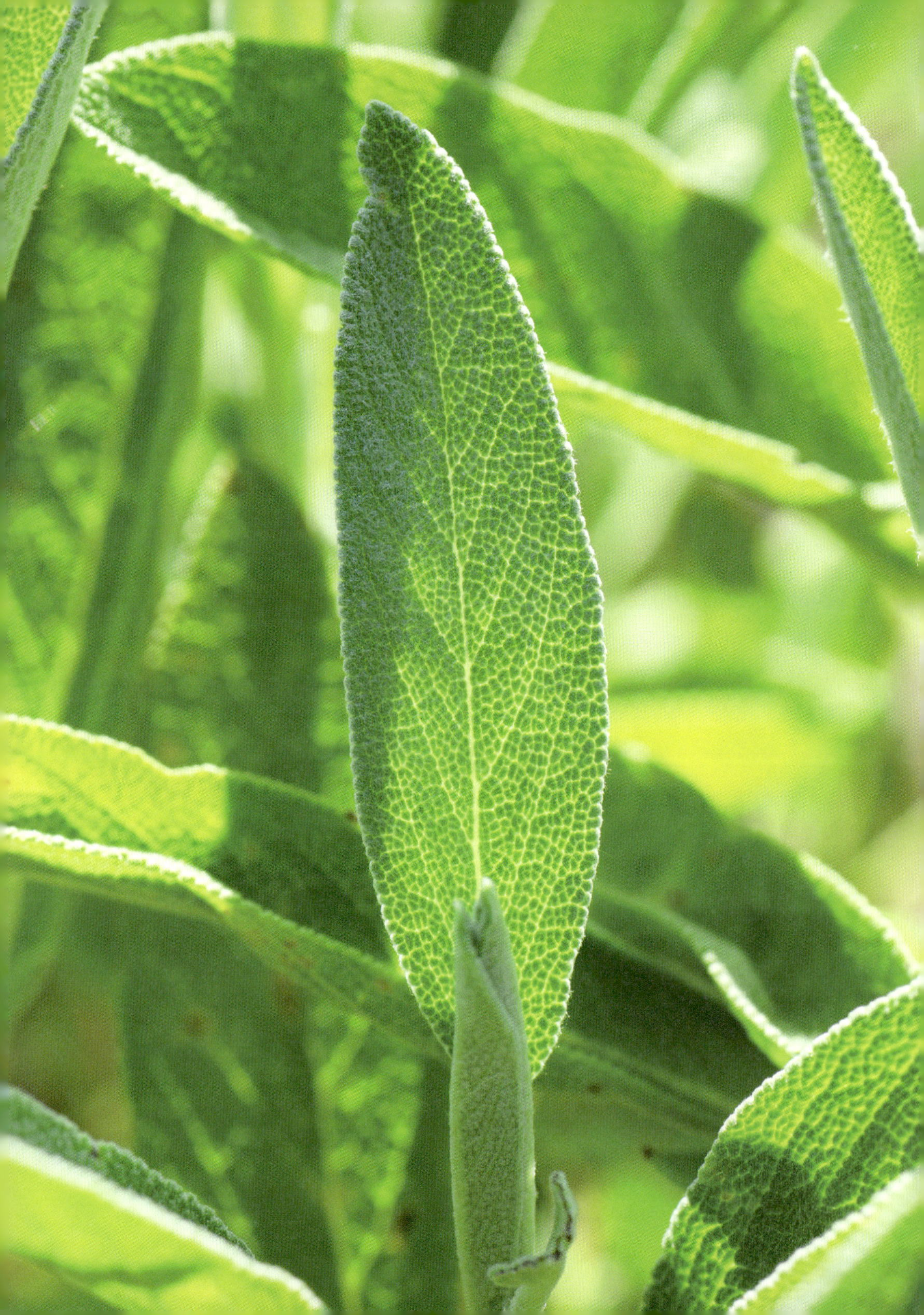

Räuchersalbei

Salvia apiana

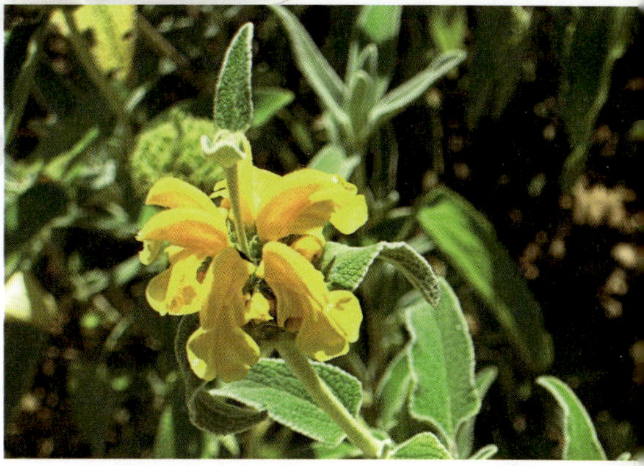

Wirkung im Raum:

Verräuchert werden Blätter und Stängel des Salbeis. Der Geruch des Rauches ist herb und harzig und entwickelt eine sehr starke Reinigungswirkung. Salbeirauch bereinigt alte Energien, indem er Stressgeladenes einfach hinausdrängt. Er wirkt ganzheitlich beruhigend auf Körper, Geist und Seele. Salbei gleicht alles aus, was nicht im Lot ist.

Eine Räucherung mit Salbei ist besonders auch in Räumen sinnvoll, in denen vorher bereits andere Menschen lebten. Er schafft Platz für Neues. In Krankenzimmern wirkt Salbeirauch keimtötend.

Wirkung auf den Körper:

Der Duft des Salbeirauches entfernt stressbedingte Energien und fördert dadurch die Klarheit und Konzentration des Geistes. Salbei ist eine Umstimmungspflanze und übermittelt dem Menschen die Botschaft, dass es ihm ab sofort besser geht. Salbei bringt Ruhe und hilft beim Durchatmen. Er hat eine lungestärkende Wirkung. Darüber hinaus wirkt Salbei schweißhemmend und hält dadurch das Wasser im Körper.

Salbei wird überwiegend als Räucherwerk, aber auch in Tees und zum Gurgeln verwendet.

Größe: bis zu 1,80 m

Salbei gedeiht in jedem Kräutergarten. Überwintern sollte er nicht im Freien, sondern frostgeschützt in einem Topf.

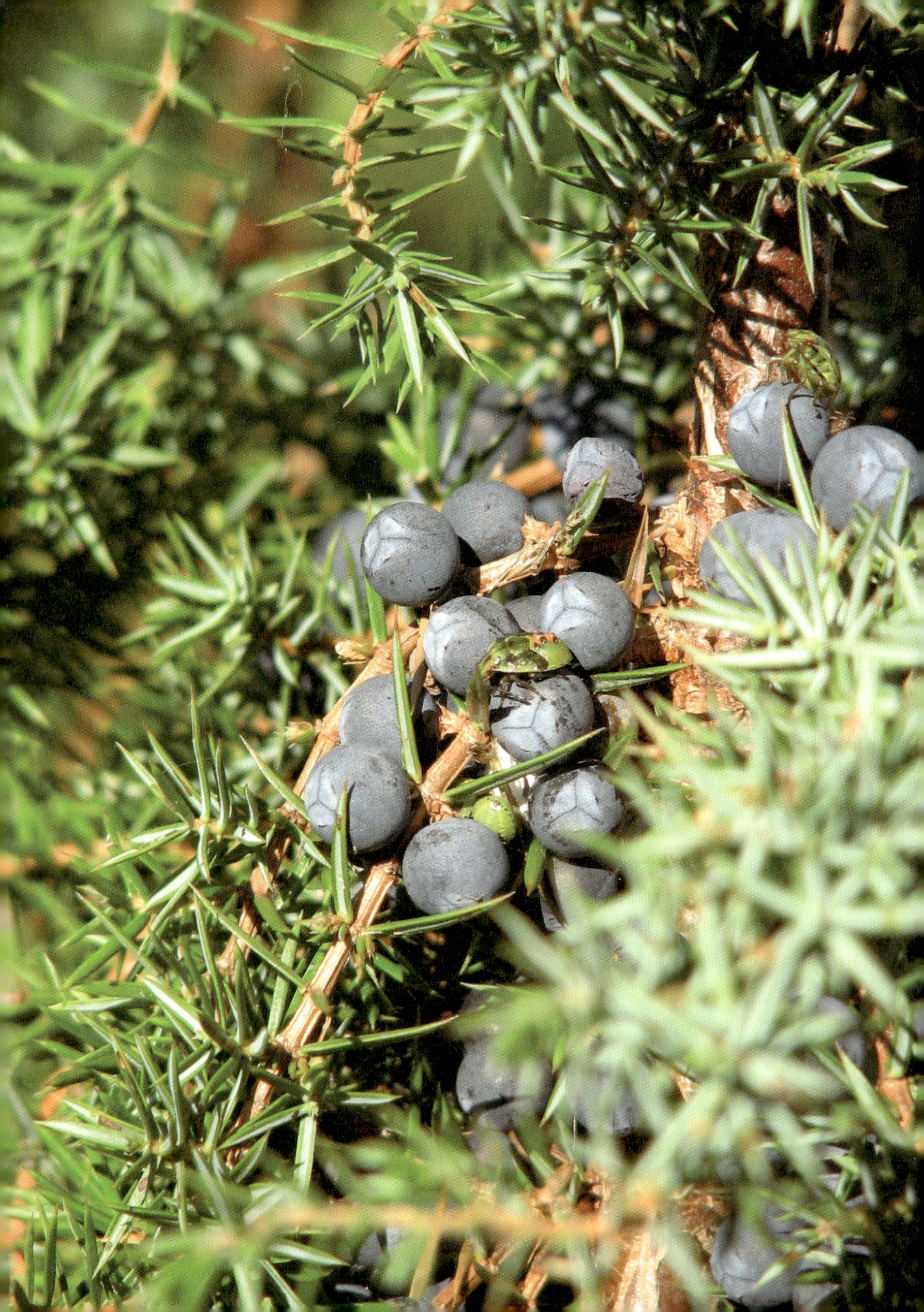

Wacholderholz

Juniperus communis

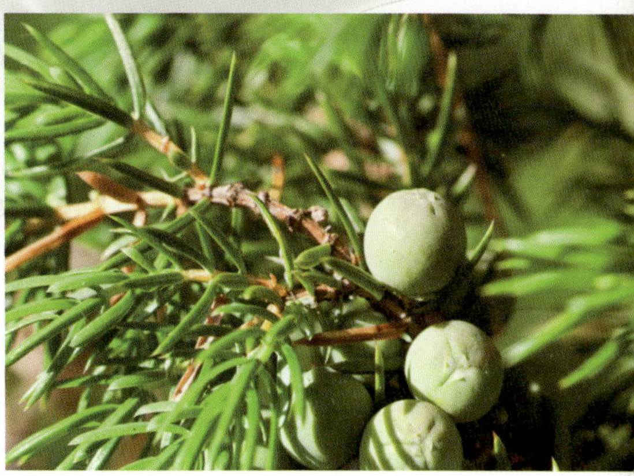

Wirkung im Raum:

Wacholder ist eine der weltweit ältesten Raumreinigungspflanzen. Verräuchert vertreibt er die »vergiftete Atmosphäre« in einem Raum. Wacholderrauch »öffnet« den Raum und hilft zu lösen, was sich nicht lösen möchte.

Wacholder wirkt reinigend und keimtötend. Die Ansteckungsgefahr bei Krankheiten wird gemindert. Wacholderräucherungen eignen sich besonders für die Ausräucherungen von Häusern, denn der Rauch verbreitet Schutz, Sicherheit, Klärung und Stärke. Er konserviert außerdem die gereinigte Atmosphäre.

Wirkung auf den Körper:

Wacholder wirkt appetitanregend und harntreibend und ist ein altes Hausmittel gegen Blähungen. Beim Verräuchern verbreitet das Wacholderholz einen sehr sanften Duft. Beeren und Nadeln sind dagegen viel intensiver im Geruch. Der Rauch hilft, das »Getragen-Sein« zu spüren.

Es gibt auf der Erde sehr viele verschiedene Wacholderarten. Manche von ihnen gedeihen bis zu einer Höhe von 6000 m. Diese Pflanzen sind sehr robust und kraftvoll. In Bayern bezeichnet man den Wacholder auch als »Kranewitt«. Dies ist eine Zusammensetzung aus den althochdeutschen Wörtern »krano« für Kranich und »witu« für Holz.

Wacholder wird als Inhaltsstoff in Tees und Badezusätzen und in Wacholdersirup, aber auch als Räucherwerk verwendet.

Größe des Strauches: bis zu 2 m,
Größe des Baums: bis zu 10 m

Wacholder wächst in Heiden und in Nadelwäldern, vorwiegend auf sandigen Böden.

Das Wissen um die **9-Kräutermischung** ist über viele Generationen hinweg weitergegeben worden. Da die Wirkung der Kräuter die gleiche wie vor hundert Jahren ist, ist dieses alte Wissen unverändert anwendbar. Die 9-Kräutermischung verwenden viele Menschen mit großem Erfolg, und es ist auch sehr einfach, mit ihr umzugehen. Wichtig ist, diese Rezeptur nicht mit zusätzlichen Räucherwerken zu vermischen, weil sich dann die Zutaten nicht mehr »vertragen« und die Wirkung stark gemindert werden könnte. Man kann das Räuchern dieser Mischung aber mit einer Weihrauchräucherung kombinieren. Legen Sie dazu zuerst den Weihrauch auf die Kohle, und geben Sie dann die Kräutermischung darüber. Das hat den Effekt, dass man auf diese Weise die Wohnung auch auf natürliche Weise desinfiziert. Viren oder Bakterien können dadurch leichter unschädlich gemacht werden.

9-Kräutermischung zur Reinigung, Weihrauch zur Desinfektion ►

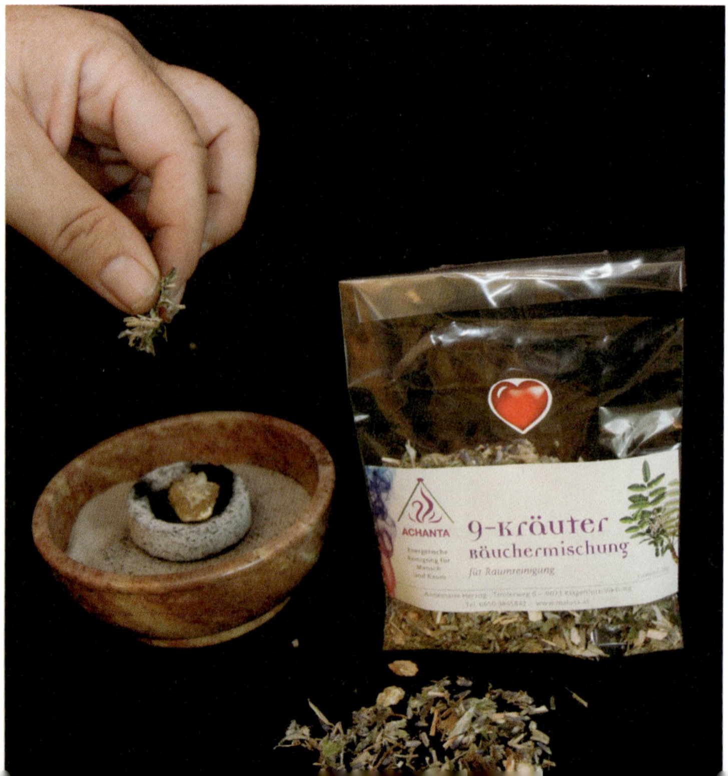

Rauch der 9-Kräutermischung wird zu Kristall

Erstmalig ist es im europäischen Forschungslabor »Hado Life Europe« von Dr. Masaru Emoto in Liechtenstein gelungen, Rauch von meiner 9-Kräutermischung einzufangen und bei -28 Grad einzufrieren. Das Ergebnis ist verblüffend (siehe Kristall).

Ich finde den Kristall wunderschön. Er vermittelt auf seine Weise die Reinheit und Kraft der Pflanzen, die in dieser Räucherung enthalten sind. Unglaublich faszinierend ist es, wie facettenreich und gleichzeitig sehr ausgewogen und gleichmäßig die Struktur des Kristalls ist. Es wird auch sichtbar, wie viele Informationen der Rauch in sich trägt und wie sich der Kristall aufgrund der Zutaten dieser Mischung verhält. Das ist ein untrüglicher Beweis dafür, dass es Dinge gibt, die man mit bloßem Auge nicht sieht, die aber durch spezielle Verfahren sichtbar gemacht werden können.

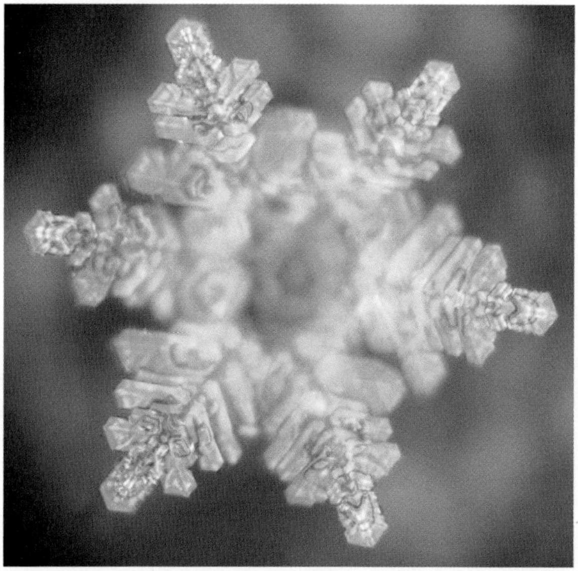

Die Qualität des Räucherwerks

Wichtig ist dagegen die Qualität des Räucherwerkes. Was ich auf die Kohle auflege, entfaltet sich schließlich im Rauch. Wenn keine Kraft in den Kräutern enthalten ist, weil sie zum falschen Zeitpunkt geerntet oder falsch beziehungsweise zu lange gelagert wurden, kann die Räucherung allerdings nicht wirken. Denn woher soll die Wirkung kommen, wenn die Zutaten kraftlos sind? Setzen Sie Ihr Räucherwerk auch nicht der Sonne aus.

Ich ernte meine Kräuter nach dem Mondkalender. Die Kraft des Mondes hat auch einen positiven Einfluss auf die Pflan-

verschiedene Räuchermischungen

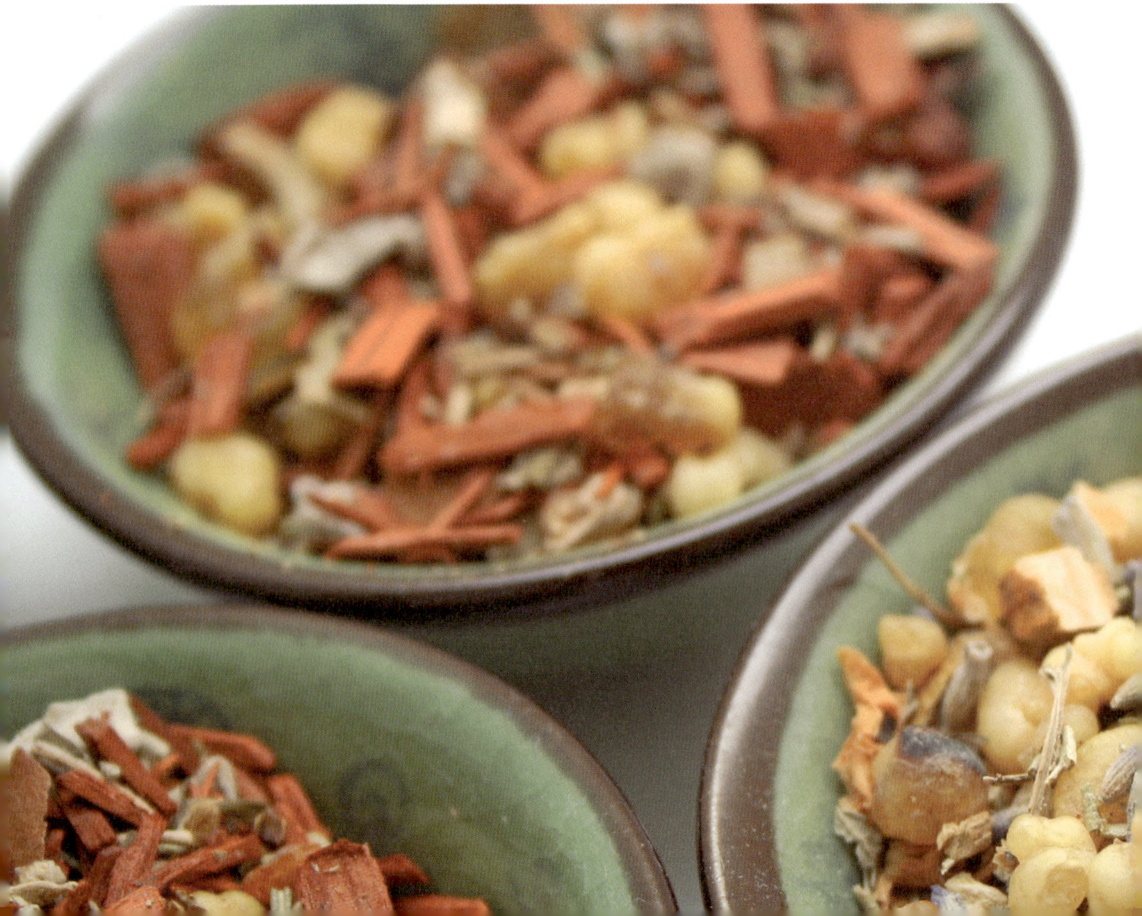

zen, den man sehr gut nutzen kann. Ernten sollte man daher die Blüten am Blütetag, die Wurzeln am Wurzeltag und so weiter. Wenn ich ein Blatt am Wurzeltag ernten würde, wäre die Kraft nicht dort, wo sie sich beim Räuchern entfalten soll, nämlich im Blatt. Dann hätte die Räucherung einen viel geringeren Erfolg.

Die Trocknung der Kräuter erfolgt sehr behutsam, nämlich auf dem Dachboden (Estrich) meines Elternhauses, wo ich einen sehr großen Raum habe, in dem ich die einzelnen Stiele der Pflanzen einzeln auflege und ohne Sonneneinstrahlung langsam trocknen lasse. Ich drehe die Kräuter auch immer wieder um, damit sich kein Schimmel bilden kann. Wenn Kräuter gebündelt aufgehängt werden und der Raum nicht gut durchlüftet wird, kommt es meist zu Schimmelbefall in der Mitte des Busches.

Durch diese schonende und langsame Trocknung erreiche ich, dass die Blüten wie Lavendel, Sonnenblume oder Rose ihre Farbe ein Jahr lang behalten, wogegen falsch geerntete und getrocknete Blüten sehr schnell grau werden.

Räucherwerk sollte, wenn es fertig verarbeitet ist, niemals in der Sonne, z. B auf einem Fensterbrett, aufbewahrt werden, da es so auch die Farbe verliert. Natürlich ist es auch nicht ratsam, es im Keller zu lagern, denn dort herrscht meist erhöhte Feuchtigkeit, was zu Schimmelbildung führen kann. Am besten gibt man es in einen Schrank, wo es trocken und dunkel gelagert werden kann.

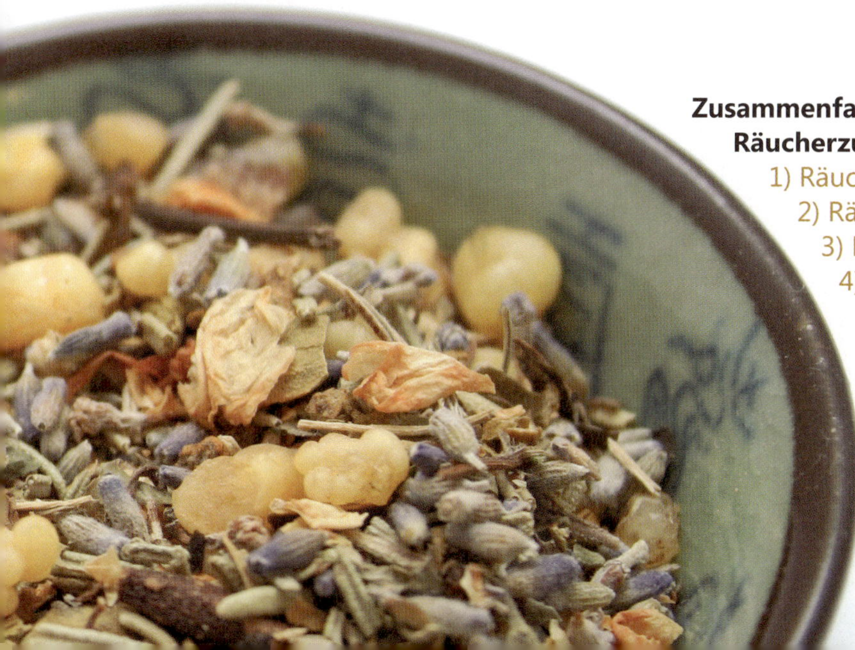

Zusammenfassung Räucherzubehör:

1) Räucherschale
2) Räuchersand
3) Räucherkohle
4) Räuchermischung zur Reinigung
5)Weihrauch zur Desinfektion

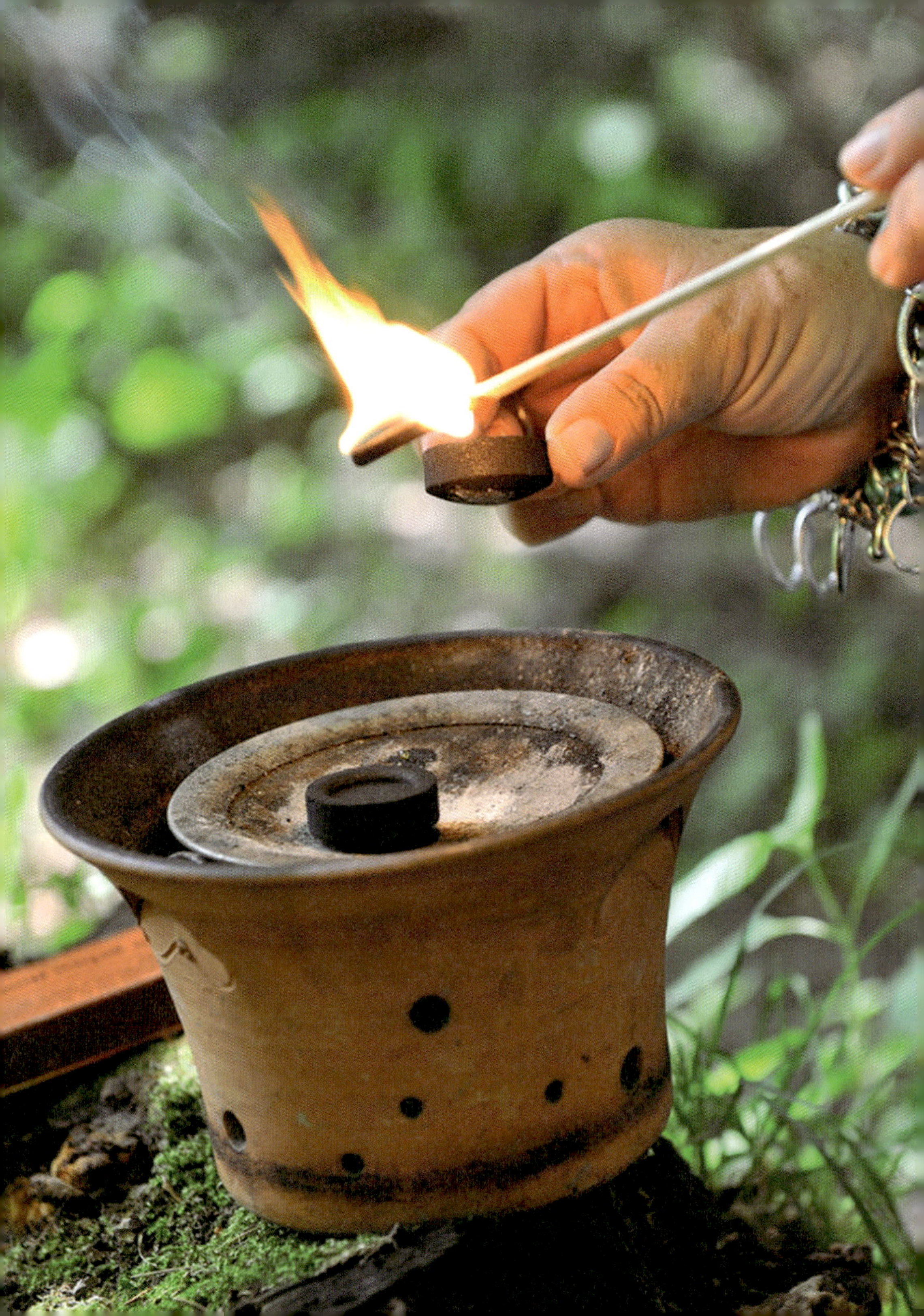

Räuchervorgang – Wie wird es richtig gemacht?

Schließen Sie Fenster und Türen, die nach außen führen. Entzünden Sie die Kohle, und legen Sie sie in den Räuchersand, der sich in der Räucherschale befindet. Geben Sie dann das Räucherwerk auf die Kohle, nehmen Sie so viel, wie Sie mit zwei Fingern aus der Packung nehmen können. Zur Desinfektion kann zuerst ein kleines Stück Weihrauch und darüber dann die Reinigungsmischung gegeben werden. Auf diese Weise erreichen Sie direkt zwei Ergebnisse in einem Räuchervorgang.

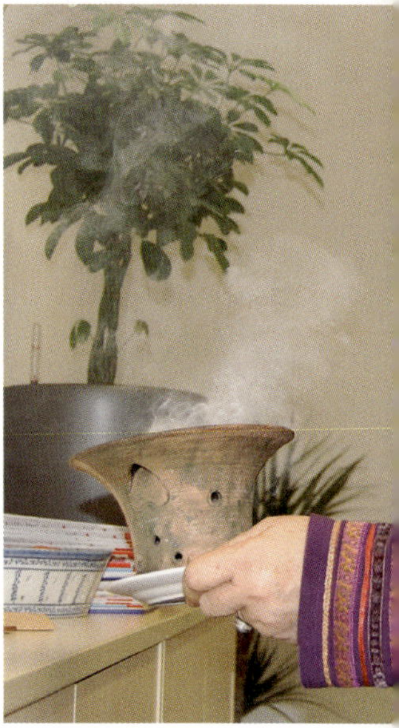

Räuchern eines Büros

Gehen Sie anschließend in normaler Schrittgeschwindigkeit durch die Räume, die Sie reinigen möchten. Leichter wird es, wenn Sie das Räuchergefäß auf einen Teller stellen. Auf diese Weise lässt es sich besser tragen.

Wie Sie durch die Wohnung gehen, ob im Kreis oder im Zick-Zack-Schritt, ist egal. Die negativen Energien interessiert es nicht, ob Sie von links oder von rechts kommen. Sie lösen sich in beiden Fällen auf. Wenn Sie einen Raum auskehren möchten, überlegen Sie doch auch nicht, in welche Richtung Sie am besten kehren. Sie kehren einfach. So ungezwungen sollten Sie auch das Räuchern anwenden.

Sie müssen auch nicht in die Ecken kriechen, um einen guten Räuchererfolg zu erzielen. Der Rauch verteilt sich sehr schnell im ganzen Raum. Durch die Einwirkzeit (circa 20 Minuten) hat er genug Zeit, auch in den Ecken aktiv zu werden. Also sind auch keine akrobatischen Übungen erforderlich, um einen Raum zu reinigen.

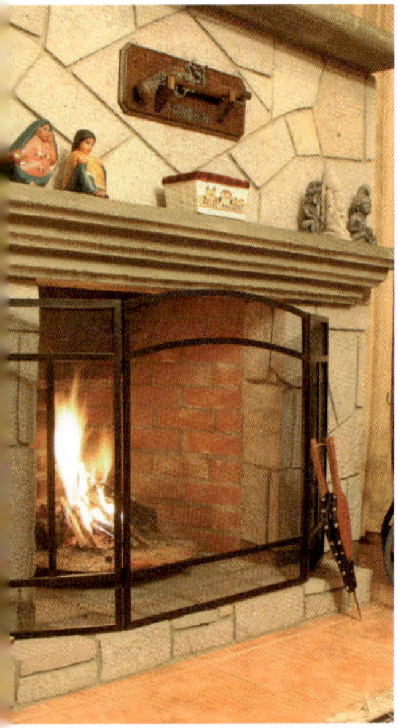

Ein Kaminfeuer schafft eine Wohlfühlatmosphähre

Das Durchschreiten der zu reinigenden Räume dient dazu, das Putzmittel, in diesem Fall den Rauch, gleichmäßig in den Räumen zu verteilen, damit es arbeiten kann. Wenn das Räuchergefäß nur im Raum stehen würde, würde es viel zu lange dauern, bis sich der Raum mit Rauch füllt. Tragen Sie das Räuchergefäß durch alle Wohnräume, denn der Körper wäre zu irritiert, wenn er sich ständig zwischen gereinigten und ungereinigten Räumen bewegen müsste.

Wie bei einem Kamin muss man auch beim Räuchern immer wieder, wie oben beschrieben, nachlegen, damit es weiterraucht. Die Rückstände auf der Kohle, alles, was schwarz und verglost ist, kann man mit einem kleinen Eisenstück oder einem alten Löffel herunterschieben.

Räuchern Sie alle Räume, in denen Menschen leben oder jemals gelebt haben. Vergessen Sie auch nicht den Keller, wenn dort unten zum Beispiel ein Büro oder eine Sauna ist. Dort, wo sich Menschen aufhalten, wird Energie produziert. Egal wann und wo jemand gelebt hat, die von ihm produzierte Energie bleibt bestehen. Es reicht nicht, nur das Wohnzimmer oder nur die Küche zu räuchern, denn die Belastungen in den anderen Räumen spürt man dann nach wie vor. Heizräume oder Dachböden sind energetisch wahrscheinlich eher neutral, denn dort hält sich niemand lange auf. Also denkt oder redet dort auch keiner besonders viel und produziert damit Energiemüll. Auch auf der Terrasse oder dem Balkon ist eine energetische Reinigung nicht notwendig, weil Wind und Wetter die sehr kleinen Energieteilchen davontragen.

Durch das Räuchern werden Ihre Intuition und Ihr Gespür aktiviert, und nach einigen Räuchergängen wissen Sie schon ganz gut, wo Sie mit dem Räuchertopf länger stehen bleiben sollten. An stark frequentierten Plätzen der Wohnung, wie zum Beispiel am Esstisch, den Schlafplätzen der Bewohner oder auf der Couch wird die Belastung natürlich höher sein als in einem Abstellraum.

Der Rauch verteilt sich im ganzen Wohnbereich gleichmäßig. Die Innentüren können geschlossen werden, wenn man das Gefühl hat, dass dadurch die Reinigung noch effektiver erfolgen kann, sie können aber auch geöffnet bleiben. Eine solche Maßnahme hat keine Auswirkung auf das Ergebnis.

Erwachsene, Kinder oder Tiere können beim Räuchervorgang in den Räumen anwesend sein. Räuchern ist für jeden Körper reinigend. Kinder sind für diese Art von Müllentsorgung sehr offen. Ich selbst habe beim Räuchern immer wieder sehr schöne Erlebnisse mit Kindern. Ein kleiner Junge sagte einmal zu mir: »Danke, dass du den ganzen Dreck in meinem Zimmer weggemacht hast. Jetzt kann ich sicher wieder besser lernen!« Übrigens werde ich von Kindern manchmal als »Räucherin« bezeichnet, und das hat mich animiert, auch mein Buch so zu nennen. Tiere wissen instinktiv Bescheid, dass sich bei dem Räuchervorgang natürliche Substanzen

Negative Energien hängen in allen Gebäuden fest

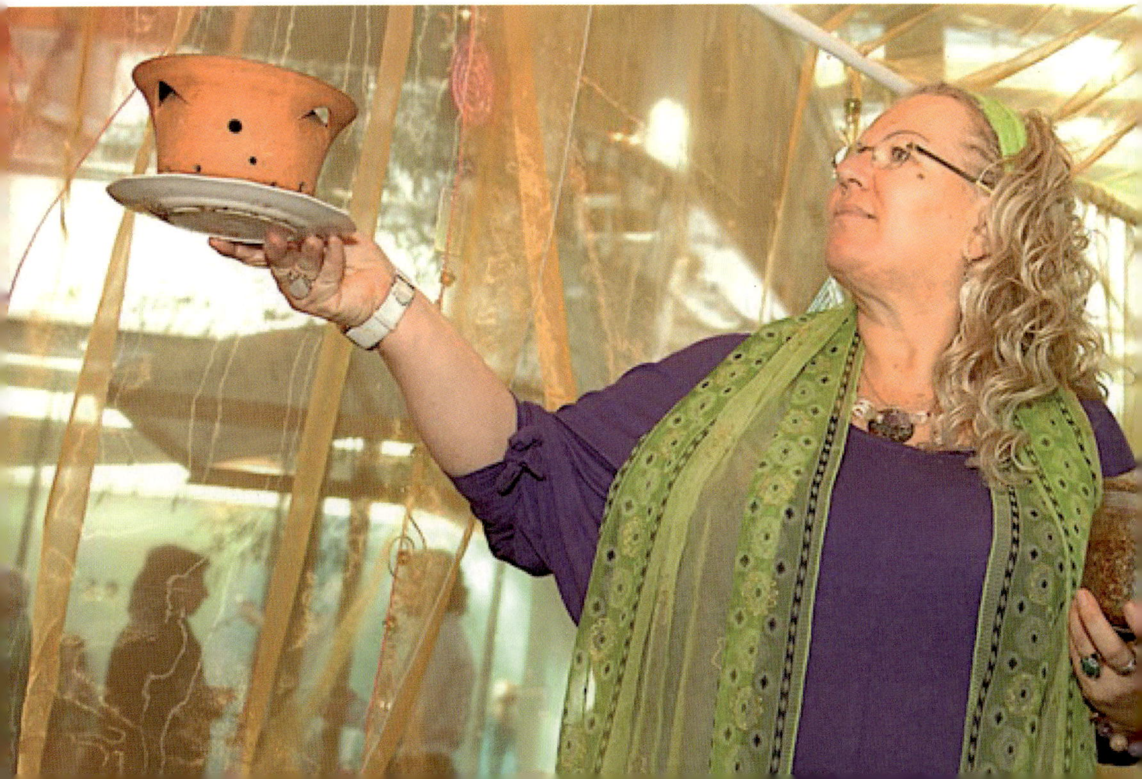

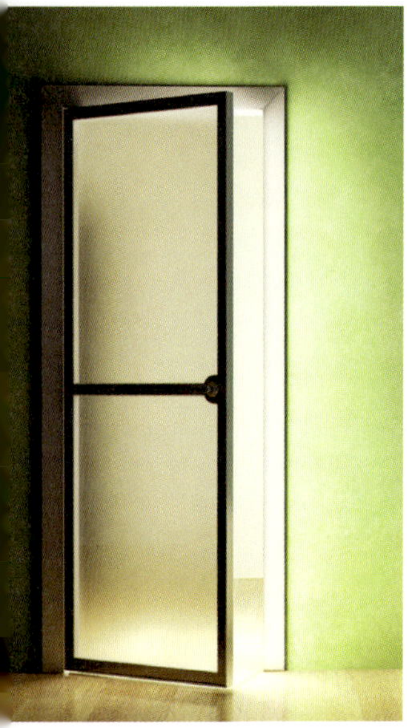

freisetzen, die ihnen guttun. Sie spüren es sehr rasch und genießen die Reinigung. Viele Hunde und Katzen begleiten mich in jeden Raum und schauen interessiert zu, was ich mache. Nach dem Räuchern legen sie sich vor meine Füße und bedanken sich bei mir mit einem treuherzigen Blick.

Lassen Sie den Rauch nach dem Räuchervorgang in allen Räumen 20 Minuten »stehen«.

Der Rauch hat zwei Aufgaben zu erfüllen:

- Er löst die verpressten und verdichteten Energien auf und zerlegt sie wieder in ihre Einzelteilchen.
- Anschließend »saugt« er sie auf und bindet sie. Dafür benötigt er Zeit.

In diesen 20 Minuten kann man auch in den Räumen bleiben, weil der Rauch nicht schädlich ist. Im Gegenteil: Er reinigt auch den Körper. Durch die Poren kann der feinstoffliche Rauch großflächig eindringen. Lassen Sie den Rauch jedoch nicht länger als 20 Minuten im Raum stehen. Länger ist es schwer auszuhalten, weil sich im Rauch alle gelösten Teilchen der energetischen Verschmutzungen befinden, und das fühlt sich einfach nicht gut an.

Lüften Sie die Räume anschließend für 20 Minuten. Das ist sehr wichtig! Kippen Sie die Fenster nicht, sondern öffnen Sie sie ganz. Sie sollten den Durchzug am Körper spüren können. Wenn die Luft im Raum steht, kann der Rauch nicht entweichen. Das ist aber einer der wichtigsten Vorgänge, damit die gelösten negativen Energieteilchen die Räume verlassen können.

Ich bekomme immer wieder Anrufe von Menschen, die mir schildern, dass es ihnen nach dem Räuchern schlecht geht.

Ich frage dann immer sofort, ob sie nach dem Räuchern gelüftet haben. Die Antwort lautet dann immer Nein. In einem solchen Fall darf man sich über Unwohlsein nicht wundern.

Mit dem Schließen der Fenster und Türen nach dem Lüften ist der Räuchervorgang beendet.

Ich höre zu diesem Zeitpunkt von den Menschen, bei denen ich räuchere, immer wieder den, oder auch einen ähnlichen, Satz: »Jetzt weiß ich, dass etwas da war, weil ich spüre, dass es jetzt weg ist.« Die Räume wirken nach dem Räuchern heller und größer, und man durchschreitet sie »leichter«. Die Farben auf Bildern oder an Wänden scheinen intensiver. Der Schleier, der dazwischen war, ist einfach verschwunden.

Das ist alles, nicht mehr und nicht weniger muss man tun, um seine Räume von Belastungen zu reinigen.

Lassen Sie die Rückstände (Kohle und Räucherstoffe) des Räuchervorgangs nach dem Räuchern auskühlen. Sie können sie mit einem Löffel vom Sand herunterheben und als Blumendünger verwenden. Die Pflanzen lieben sie.

Tipp:
Ich verbinde mich kurz vor dem Lüften immer mit der Erde und bitte sie um die Transformation des Energiemülls, der in die Atmosphäre entweicht und damit auch die Erde belastet. Weil sie ja ohnehin schon so viel »aushalten« muss, ist es mir ein Bedürfnis, ihr auf diese Weise zu helfen. Als Dank an die Erde ist in jeder meiner selbstgemachten Räuchermischungen ein Heilkraut für die Erde enthalten.

Ich gebrauche für diese Verbindung zur Erde folgenden Spruch: »Liebe Mutter Erde, bitte transformiere diese negativen Energien. Keinem zum Schaden. Danke.«

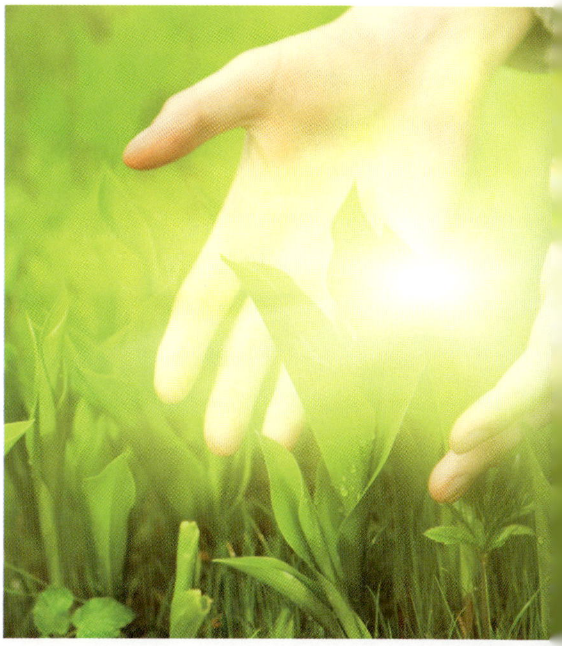

Verbindung mit Mutter Erde ►

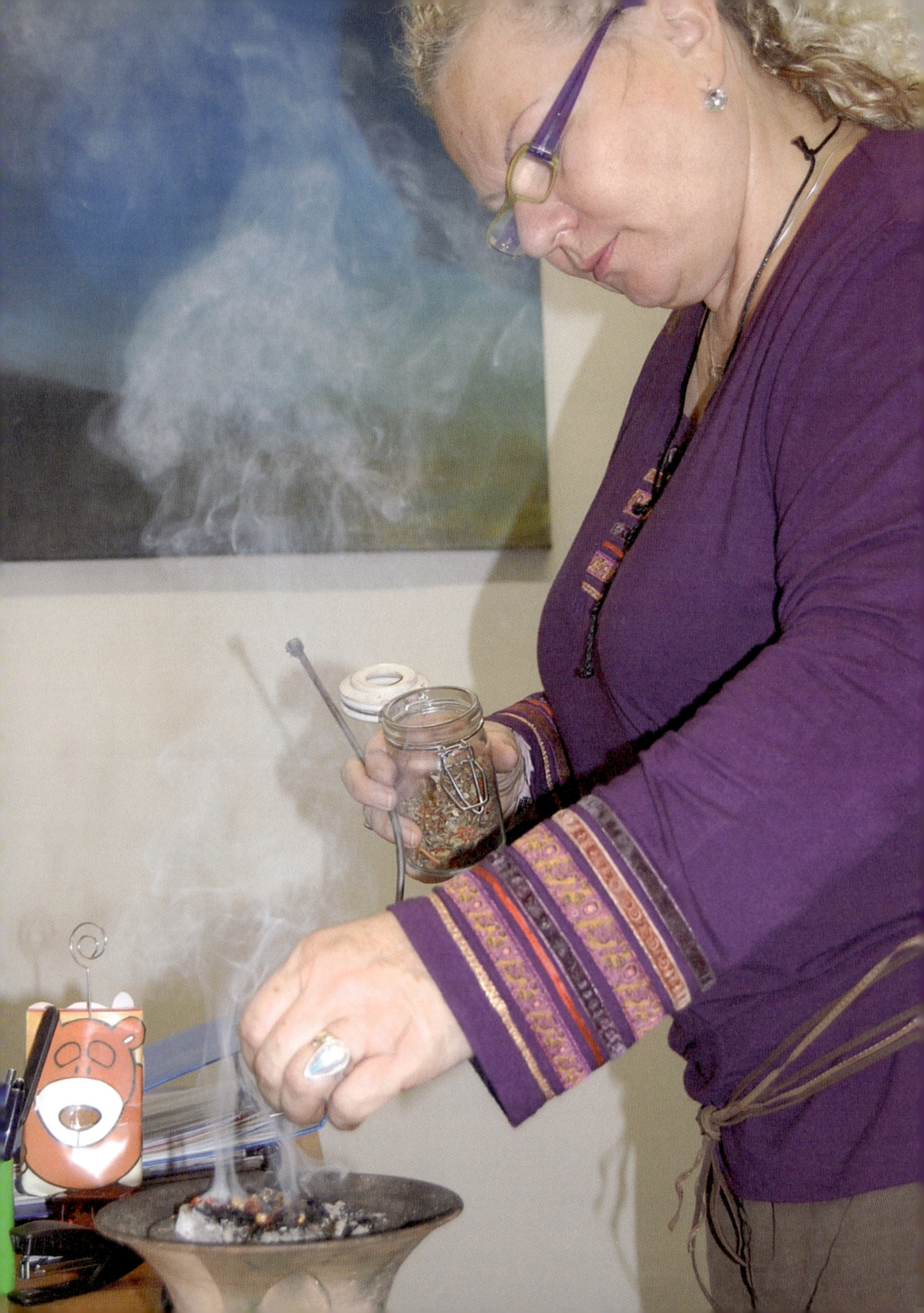

Häufig gestellte Fragen

Kann man mit einem Mal Räuchern schon alle alten Energien entfernen?
Natürlich nicht. Denn die Energien haben sich in der Regel über einen langen Zeitraum angesammelt und sind stark verdichtet und verpresst. Bei jedem Räuchervorgang nimmt man eine Schicht der Verdichtungen weg, und es wird nach jeder Reinigung spürbar, dass man sich in den Räumen besser fühlt.

Wenn jemand so wie ich die negativen Energien punktuell aufspüren kann, ist es möglich, mit einem Räucherdurchgang eine Grundreinigung zu machen.

Tipp:
Nehmen Sie sich an Ihrem Räuchertag nicht unmittelbar nach dem Räuchervorgang etwas vor, sondern genießen Sie die Zeit, die Sie auch für sich selbst haben. Dann kann auch die Hektik des Alltags von Ihnen weichen. Niemand schafft es, beim Räuchern hektisch zu sein. Räuchern ist eine Auszeit für die Seele.

Wie oft soll geräuchert werden?
Räuchern Sie in Abständen von 14 Tagen, um einen bleibenden Erfolg zu erzielen. Innerhalb von 14 Tagen legen sich die negativen Energien nicht an, sondern bewegen sich noch frei in den Räumen. Das gibt uns die Chance, neu produzierte Belastungen immer gleich zu entsorgen, weil sie leicht zu entfernen sind und noch nicht anhaften. Auf diese Weise nimmt man immer eine alte Energieschicht und die neu produzierten negativen Energien weg.

Ist es nicht mühsam, so oft zu räuchern?
Ist es mühsam, die Wohnung alle 14 Tage sauber zu machen? Dies tut man doch noch öfter, weil man die Verschmutzungen jeglicher Art sieht. Doch die Wohnung ist nicht rein, wenn ich nur im Außen putze. Die energetische Reinigung gehört untrennbar zur klassischen Hausreinigung dazu, denn sonst leben die Bewohner im Müll. Gönnen Sie sich doch eine wirklich reine Wohnung. Räuchern ist eine Auszeit für die Seele. Sie tun auch sich selbst etwas Gutes, wenn Sie nach einem anstrengenden Tag durch das Räuchern zur Ruhe kommen. Sie schaffen sich eine Energietankstelle anstatt einer Energiezapfsäule.

Zur Erinnerung: Viele Naturvölker dieser Erde räuchern täglich. Sie fragen nicht, ob es sich auszahlt zu reinigen, sie tun es einfach.

Soll ich beim Räuchern beten?

Meine Antwort darauf lautet immer: »Wenn Sie beim Staubsaugen beten, dann können Sie dies auch beim Räuchern tun.« Die negativen Energien lösen sich nicht aufgrund des Gebetes, sondern sie reagieren auf das Räucherwerk bzw. den Rauch, der sich entfaltet. Beten kann man beim rituellen Räuchern, aber nicht beim Räuchern als Putzvorgang. Genauso wenig ist die Beachtung von gewissen Räuchertagen relevant. Wenn das Räucherwerk stark genug ist, lässt sich jede Energie an jedem Tag auflösen.

Nochmals zur Erinnerung: Bei Ritualen sind gewisse Tage oder Zeremonien einzuhalten, aber hier geht es um das Reinigen von Räumen.

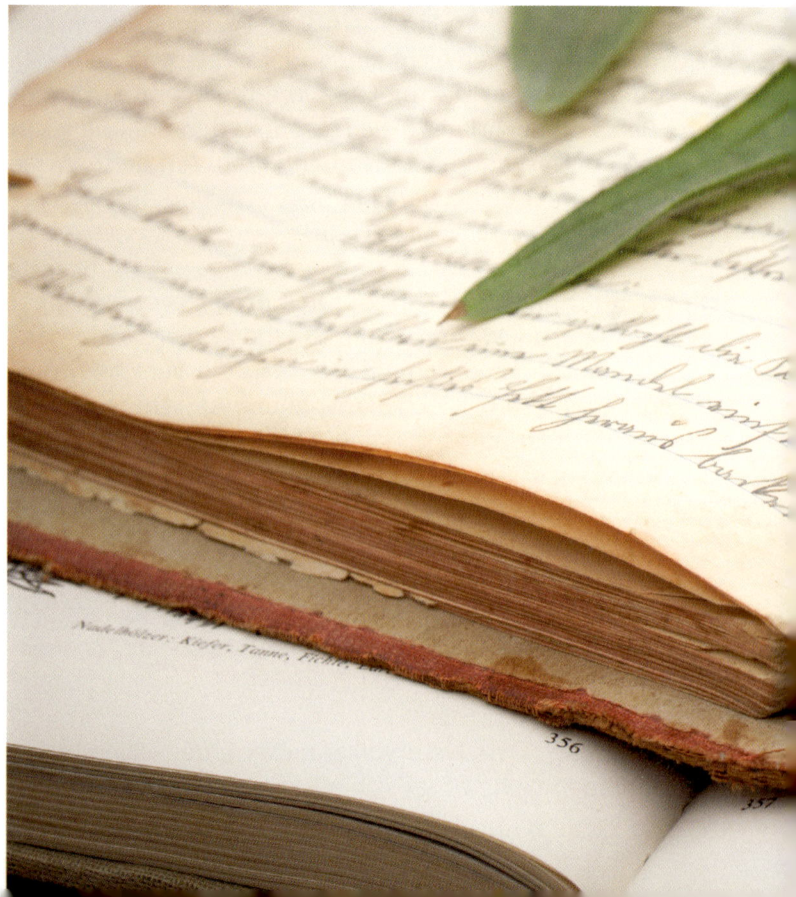

Das Wissen über die heilsame Kraft der Kräuter ist uralt ►

Was passiert mit den positiven Energien?
Beim Entfernen der Energien in den Räumen geht es grundsätzlich um etwas, was als Abfallprodukt gilt. Die Grundenergie im Raum bleibt bestehen, das heißt, nach dem Entfernen der Altenergien ist das Haus oder die Wohnung nicht energielos, sondern die Raumenergie kann wieder ungehindert fließen, und der Raum hat wieder eine angenehme Schwingung. Nach dem Reinigen kann auch eine Themenräucherung in den Räumen verteilt werden, zum Beispiel mit Harmony. Mehr dazu erfahren Sie im vorletzten Kapitel des Buches.

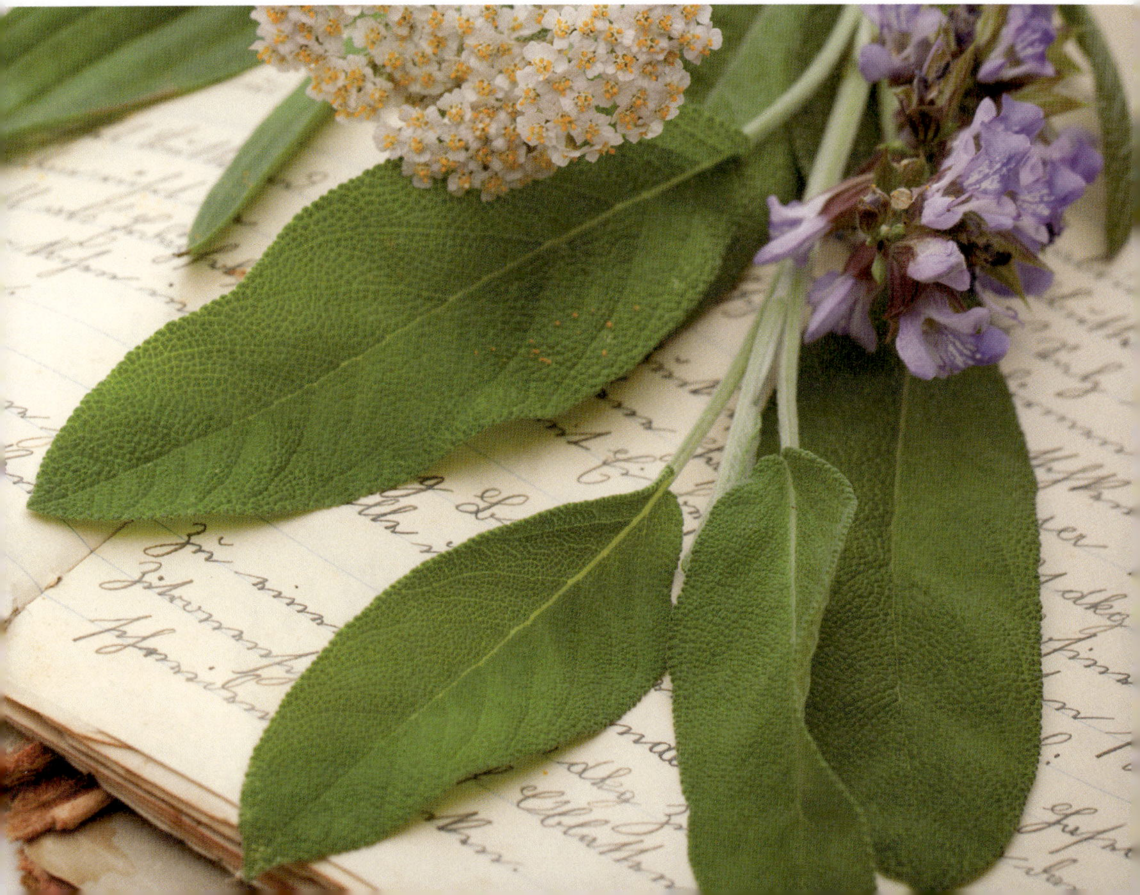

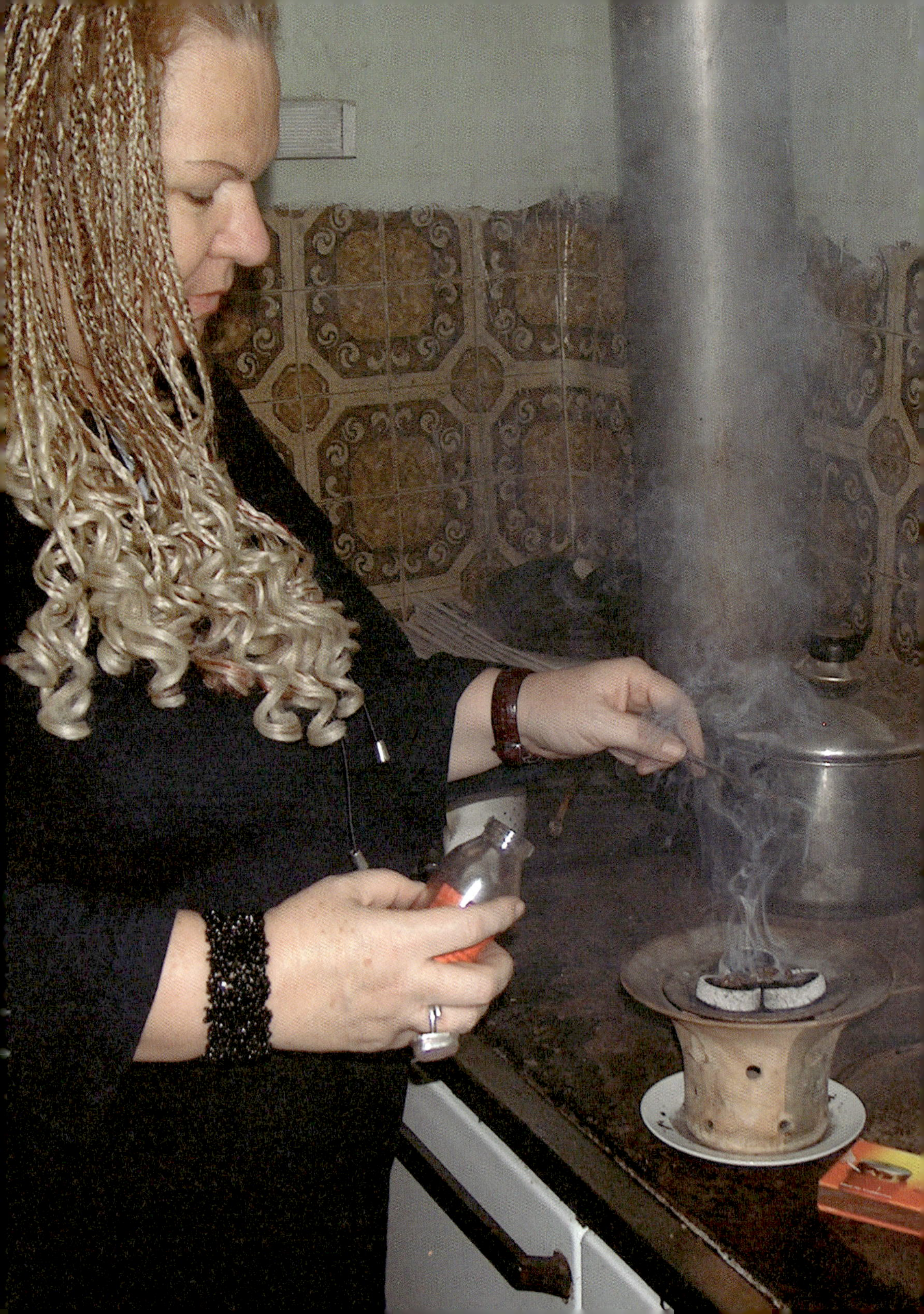

Wie wende ich, Annemarie Herzog, das alte Wissen des Räucherns an?

Energetischer Hausputz

Wie bereits in meiner Geschichte zu Anfang beschrieben, habe ich in diesem Leben die wundervolle Aufgabe, das alte Wissen vom Räuchern an die Menschen weitergeben zu dürfen.

Darüber hinaus führe ich regelmäßig Grundreinigungen an verschiedenen privaten und öffentlichen Stellen durch. Dazu gehören unter anderem:

Gemeindeämter
Steuerberaterbüros
Rechtsanwaltskanzleien
Banken
Versicherungen
Zeitungsredaktionen
Radiosender
Arztpraxen
Therapieräume
Kindergärten
Schulen
KFZ-Betriebe
Führerhäuser von LKWs
Gaststätten
Hotels
Fitnessstudios
Kosmetikinstitute
Friseursalons
Bauernhöfe
Privathäuser
Wohnungen
Palliativstationen
Burgen

Ich bemerke mittlerweile häufiger, dass sich auch immer mehr sogenannte »kopflastige« Stellen entschließen, die negativen Energien durch Räuchern entfernen zu lassen, damit reine Energien fließen können und das Arbeiten dadurch leichter fällt.

Wie funktioniert mein energetischer Hausputz?
Wenn mich jemand anruft, um mit mir einen Termin für eine Grundreinigung seiner Räumlichkeiten zu vereinbaren, stellt er meist als Erstes die Frage: »Muss ich etwas vorbereiten, wenn Sie kommen?« Ich kläre dann die Menschen auf, dass ich alles, was ich zu meiner Arbeit benötige, selbst mitbringe. Ich schlage dann meist vor, dass im besten Fall alle Familienmitglieder zu Hause sein sollten. Das hat den Grund, dass bei der Grundreinigung auch die Menschen mitgereinigt werden können. Wenn dies nicht möglich ist, hat der Räuchervorgang dennoch auch auf die Nichtanwesenden eine positive Wirkung, denn der Körper nimmt sein Umfeld wahr und kann mithilfe seiner Zellen abtasten, ob die ihn umgebende Energie positiv oder negativ ist. Dementsprechend fühlt sich der Körper dann auch und gibt ein positives Signal ab, wenn er die Reinheit in den Räumen spürt.

Schadet Räuchern den Kindern?
Oft wird mir auch die Frage gestellt, ob das Räuchern Babys oder Kleinkindern schadet, wenn sie dabei sind. Das ist nicht der Fall, denn Kinder wissen instinktiv, dass es sich bei dem Räuchervorgang um einen Reinigungsprozess handelt, und Kinder nehmen diese alte Reinigungsmethode sehr positiv auf.

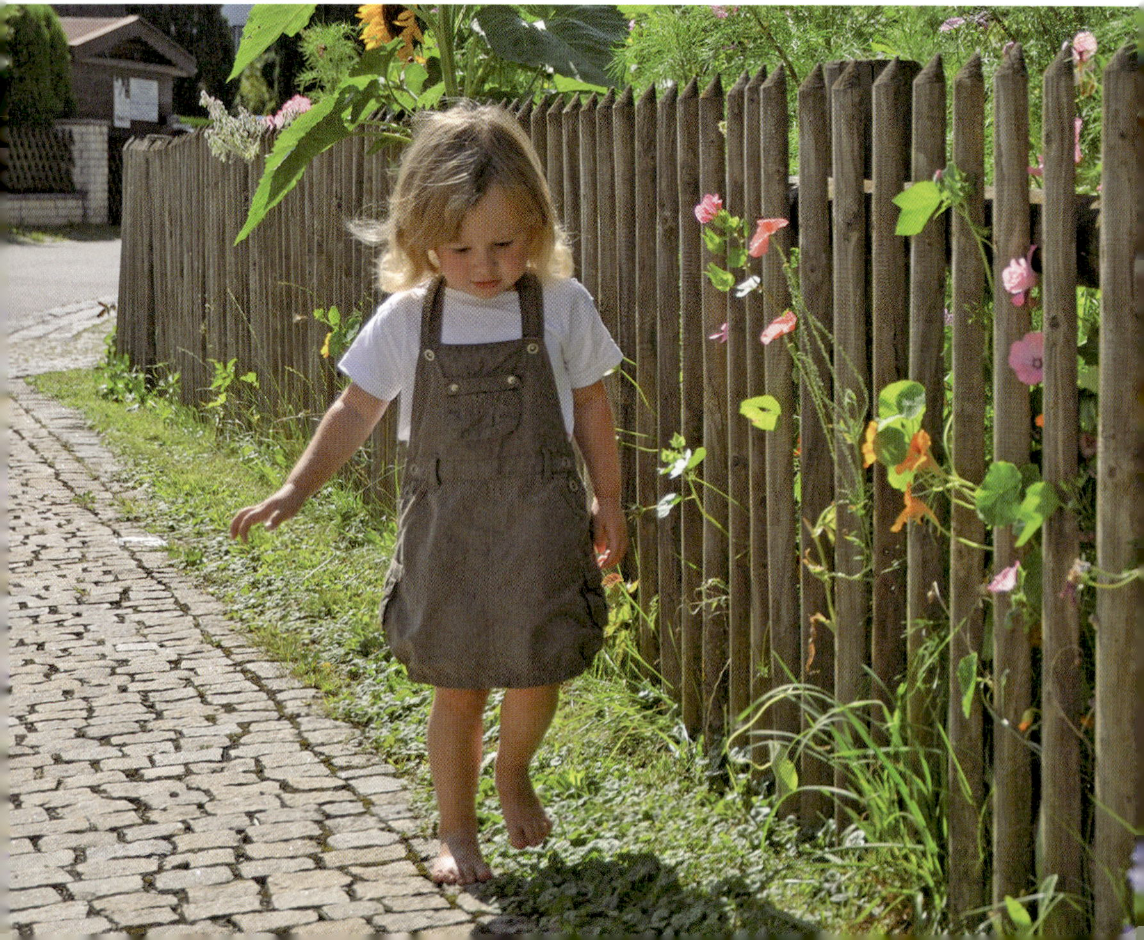

Welche Auswirkungen hat das Räuchern bei Asthmakranken?

Ich habe auch die besten Erfahrungen mit Menschen gemacht, die unter Asthma litten oder Probleme mit den Bronchien hatten. Denn im Unterschied zum Rauch aus dem Ofen oder Kamin, bei dessen Einatmung man sicherlich ab einer entsprechenden Menge Erstickungsanfälle bekommt, ist dieser Rauch, der nur aus den Kräutern besteht, die ich auflege, harmlos. Ich lasse aber immer die Betroffenen entscheiden, ob sie beim Räuchern dabei sein wollen, denn nur sie können wissen, ob sie den Rauch auch vertragen. Viele inhalieren sogar den Rauch von zum Beispiel Weihrauch.

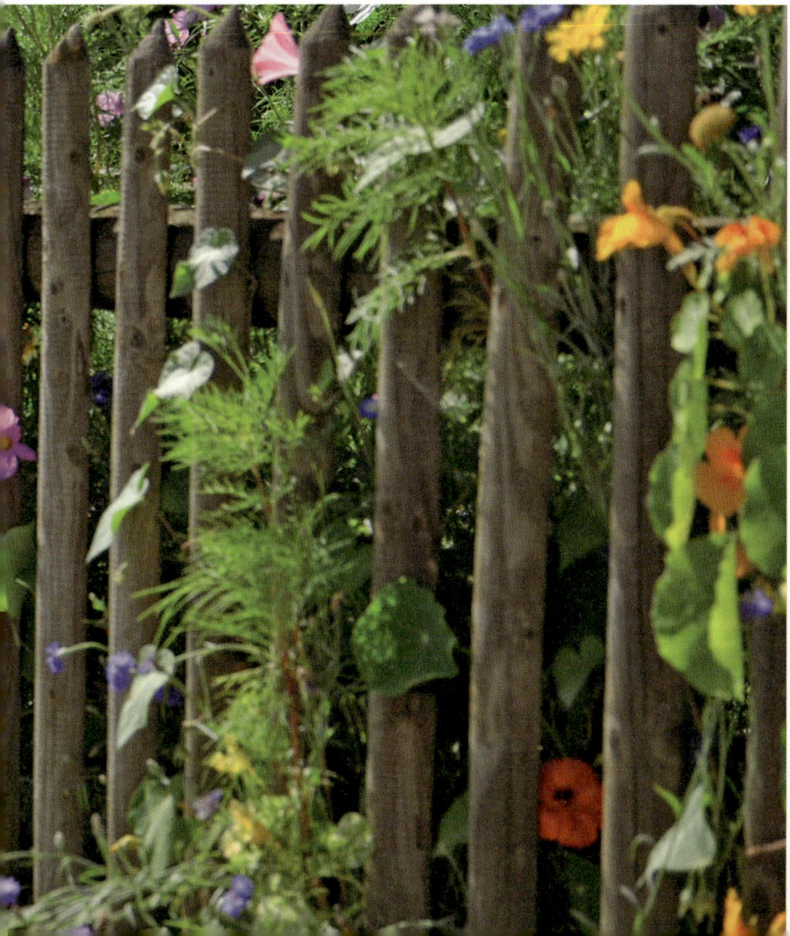

◄ Räuchern schaden unseren Kleinsten nicht

Was benötige ich für meine Arbeit?

Das Räucherwerk
Mein Räucherwerk besteht aus sehr vielen Harzen, Kräutern, Hölzern und Blüten. In meiner Mischung habe ich 13 Harze, und das zeigt schon, wie viel Kraft in dieser Reinigungsmischung steckt. Harze sind die Seele des Baumes, und sie entfalten sich daher mit großer Kraft, wie ich es für meine Arbeit benötige.

Warum benötige ich ein so starkes Räucherwerk für die Grundreinigung?
Da ich niemals weiß, was mich in den Räumen, in denen ich arbeiten werde, erwartet, muss ich immer mit den hartnäckigsten negativen Energien rechnen. Daher verwende ich immer dieselbe Mischung, weil ich mit dieser bis jetzt immer erfolgreich war. Ich habe diese Mischung zwei Jahre lang getestet und weiß jetzt, dass ich die richtige Zusammensetzung gefunden habe.

Die Harze habe ich teilweise von meinen Reisen in den Orient, in den Jemen und nach Marokko mitgebracht. Für mich persönlich ist diese Räuchermischung mehr wert als Gold, denn sie ist einzigartig und genau auf mich und meine Arbeit abgestimmt. Ich musste mich natürlich erst langsam herantasten, um die richtige Zusammenstellung mit der richtigen Kraft zu finden. Die große Kraft benötige ich deshalb, weil sie sehr viele und teilweise auch sehr alte negative Energien in einem einzigen Räuchervorgang auflösen soll.

Wie lassen sich alle alten Energien mit einem Räuchervorgang lösen?

Das geschieht aus Teamwork zwischen dem starken Räucherwerk und meinem Spürvermögen. Mein Spürvermögen ist die zweite Voraussetzung, um die Grundreinigung einer Wohnung von allen negativen Energien an einem Tag durchführen zu können.

Beim Betreten eines Raumes bekomme ich sofort einen Grundeindruck der Energien, die sich darin befinden. Indem ich den Raum langsam durchschreite, erspüre ich dann gezielt die Stellen, an denen sich Energien verdichtet oder verpresst haben. Dies sind sie, wenn sie schon älter sind. Nachdem ich die nach außen führenden Türen und Fenster geschlossen habe, behandle ich diese Stellen so lange mit Rauch, bis ich spüre, dass die verpressten und verdichteten negativen Energien nicht mehr da sind. Ich kann die Energien, wenn sie sich lösen, zuordnen und erkennen, um welche es sich handelt. Das ist vergleichbar mit dem Lesen in einem Buch. Ich kann also sagen, wodurch die negativen Energien, die sich lösen, produziert worden sind. Die Leute staunen immer, wenn ich sage, was ich spüre, und erkennen, dass ich recht habe. Ich kann nur etwas spüren, was einmal in diesen Räumen ausgelebt wurde. Ich habe oft sehr alte Häuser zu reinigen und spüre alles zurück bis zur Bauzeit des Gebäudes. Wie schon im Kapitel »Wozu wird geräuchert« beschrieben, vergehen Energien nicht einfach, wenn sie älter werden. Sie bleiben immer bestehen und werden eben dichter, weil sie sich verpressen.

Abwarten, dass eine Belastung von selbst verschwindet, bringt natürlich nichts, denn es handelt sich dabei um ein Naturgesetz, und das kann der Mensch nicht ändern.

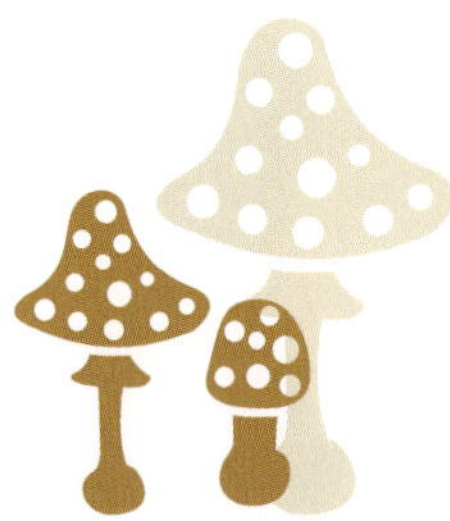

Wie lange dauert eine Grundreinigung?
Viele Menschen fragen mich, wie viel Zeit ich für eine solche Grundreinigung benötige. Das kann ich natürlich nie sagen, denn es hängt immer davon ab, was ich in den Räumen an energetischen Belastungen vorfinde.

Wenn ich eine Wohnung putzen muss, die sehr lange nicht gereinigt wurde, dauert dies auch viel länger, als wenn die Räume regelmäßig geputzt wurden. Es kommt natürlich auch auf die Größe der Wohnung oder des Objektes an. Bei einer 60-m^2-Wohnung dauert der Reinigungsvorgang kaum länger als zwei Stunden. Bei einer Firma mit 400 m^2 kann es dagegen schon fünf bis sechs Stunden dauern. Wenn viel zu »entsorgen« ist, mache ich zwischen den Räuchervorgängen eine Pause, um mich wieder zu regenerieren. Denn das bewusste Hineinspüren in die Energien raubt mir natürlich auch Kraft.

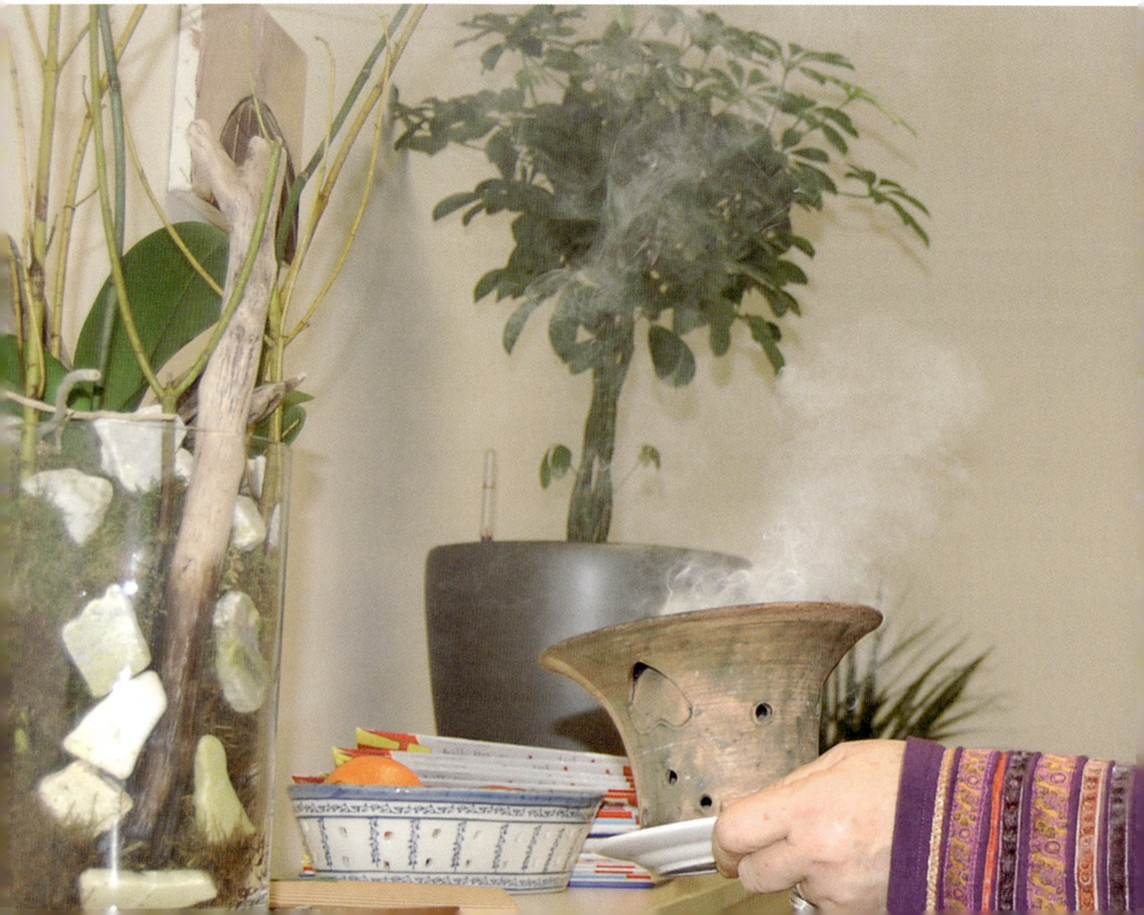

Wie entferne ich die Energien aus den Räumen?
Der Vorgang ist derselbe wie im Kapitel »Wie wird richtig geräuchert« beschrieben. Wenn ich den Säuberungsvorgang in den Räumen beendet habe, lasse ich den Rauch 20 Minuten im Raum arbeiten und alle negativen Energieteilchen aufsaugen. Danach wird 20 Minuten stark gelüftet, damit die Belastungen aus den Räumen verschwinden.

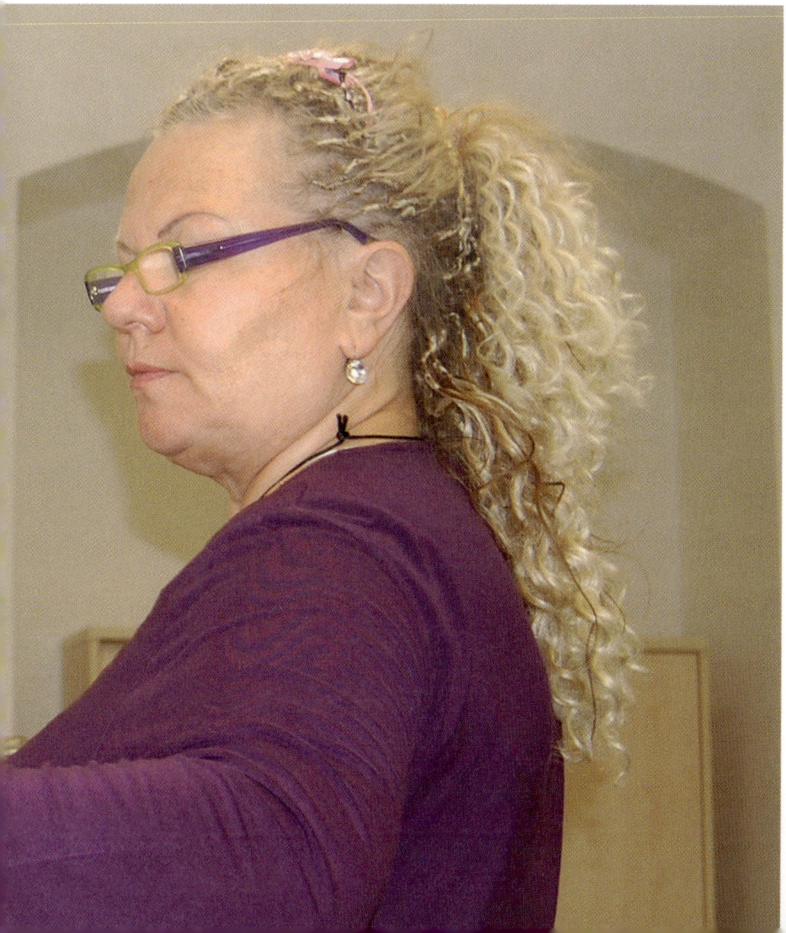

◄ Räuchern ist eine Auszeit für die Seele

Was geschieht mit den Energien, die aus den Räumen entsorgt wurden?
Sie strömen sofort in die Atmosphäre. Das bedeutet eine Belastung für die geschundene Mutter Erde. Daher ist es für mich eine Selbstverständlichkeit, dass ich mich mit der Erde verbinde und sie um die Transformation dieser Energien bitte: »Von negativ auf positiv, keinem zum Schaden.« Dieser Spruch ist für mich stimmig. Als Dank für die Transformation beschenke ich die Erde mit speziellen Heilkräutern, die sie dringend benötigt und die in jeder meiner Räuchermischungen enthalten sind.

Wie geht es nach der Entsorgung der Energien weiter?
Nach 20 Minuten Lüften werden die Fenster und Türen wieder geschlossen. Sofort bemerkt man die Veränderung in den Räumen. Sie zeigt sich durch mehr Helligkeit, intensivere Farbwahrnehmung und ein Reinheitsgefühl. Es ist alles wieder im Fluss. Denn wenn sich zu viel negative Energien aufgestaut haben, ist die Schwingung in den Räumen nicht mehr spürbar, und man hat das Gefühl, dass dort alles steht und nichts mehr vorangeht. Nach dem Reinigen kann man den Unterschied sofort fühlen.

Um die positive Energie nach der Grundreinigung zu erhalten, empfehle ich, alle 14 Tage »nachzuräuchern«. Dieser Zeitraum ist so günstig, weil sich die negativen Energien innerhalb von 14 Tagen noch nicht anlegen und verdichten. Daher können Sie auch leicht von Menschen entsorgt werden, die nicht so einen ausgeprägten Spürsinn haben wie ich.

Folgendes müssen wir uns immer vor Augen halten: Energien entstehen permanent. Wenn wir sie nicht entfernen, bleiben sie da. Sie weichen auch nicht, weil wir nicht daran glauben. Den Energien ist es völlig egal, ob jemand an sie glaubt oder nicht, sie lassen sich davon nicht verdrängen und existieren trotzdem weiter. Das ist ein Naturgesetz. Wir sind hier auf der Erde zu Gast und haben dieses Gesetz zu akzeptieren. Die Erde braucht uns nicht, aber wir brauchen sie!

Wie lebe ich mit meiner Berufung?
Ich gehe sehr ehrfürchtig mit meiner Lebensaufgabe um und weiß, welche Aufgabe mir damit übertragen wurde. Es ist nichts Angelerntes, sondern etwas sehr Kostbares, das über viele Generationen in der Familie weitergegeben wurde.

Wie schütze ich mich selbst vor den negativen Energien?
Ich verwende dafür Schutzsymbole. Ich greife immer intuitiv zu einem Symbol, ohne zu hinterfragen, warum es gerade dieses sein soll. Spätestens wenn ich an dem Ort bin, an dem ich eine Räucherung durchführen soll, weiß ich, warum ich gerade das Schutzsymbol benötige, nach dem ich intuitiv gegriffen habe.

Für jeden ist eine andere Art, sich zu schützen, stimmig, daher ist es nicht ratsam, mit dem Kopf zu entscheiden, was passt, sondern immer intuitiv zu einem Schutzsymbol zu greifen.

Wie oft kann ich räuchern, ohne meinen Körper zu überfordern?
Ich räuchere maximal dreimal in einer Woche. Dabei kommt es natürlich auch auf die Größe der Wohneinheiten oder der Firmengebäude an. Wenn ich zum Beispiel ein großes Objekt reinige, pausiere ich natürlich einen Tag vorher und einen Tag nachher. Bei kleinen Wohnungen ist das nicht nötig.

Ich weiß genau, dass ich meinen Körper nicht überfordern darf, denn nur das Zusammenspiel zwischen meinem Räucherwerk und meinem Spürsinn führt dazu, dass ich an einem Tag alle negativen Energien in den Räumen entsorgen kann. Wenn einer der beiden Teile ausfällt, geht das nicht mehr. Daher kommen auch die Ehrfurcht und meine Demut, die ich gegenüber meiner Berufung habe.

Mögliche Schutzsymbole sind zum Beispiel:

Pentagramm

Blume des Lebens

Shri Yantra

Schutzsteine:

- Amethyst
- Schwarzer Turmalin

Violettes Farbspray (Spray in die Aura sprühen, es beinhaltet die Energie dieser Farbe)

Violette Schutzhülle (Visualisierung einer violetten Hülle rund um den Körper)

Alle Schutzmethoden werden in »Tipps zum Schutz« beschrieben.

Wie gebe ich mein Wissen an die Menschen weiter?

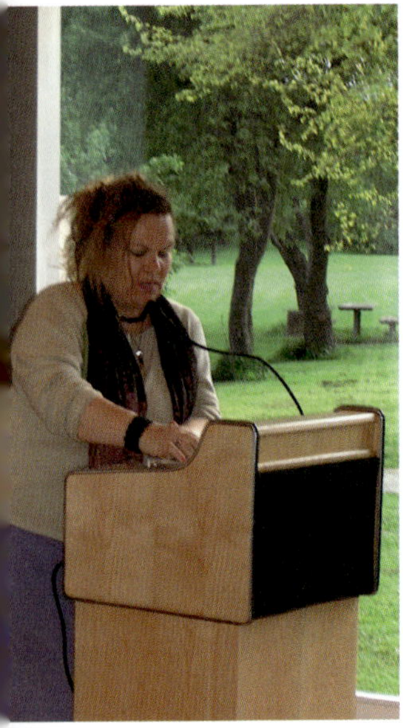

Ein Teil meiner Arbeit ist es auch, die Menschen mit dem Thema Räuchern in Berührung zu bringen und dieses Thema zu entmystifizieren. Daher halte ich viele Vorträge, leite Workshops und biete Seminare an, die dazu beitragen sollen, dass Menschen sich mit diesen Themenbereichen auseinandersetzen und das Räuchern auch selbst ausprobieren.

Vorträge

Ich versuche, mit klaren einfachen Worten auch jenen das Räuchern näherzubringen, die davon bis heute noch nichts gehört haben. Weil ich ein sehr bodenständiger Mensch bin und nicht irgendwo »herumschwebe«, wo mich keiner versteht, gehe ich gern auf die Menschen ein und erreiche sie dort, wo sie sich gerade befinden.

Ich freue mich immer wieder, dass Menschen, die Räuchern nur als Mittel zur Dufterzeugung kennen, sehr dankbar sind, dieses alte Wissen und seine richtige Anwendung kennenzulernen. Aufgrund von Rückmeldungen weiß ich, dass es viele Menschen gibt, die anschließend zu Hause regelmäßig räuchern.

In Hamburg habe ich es einmal erlebt, dass keiner wusste, worum es beim Räuchern überhaupt geht. Trotzdem waren viele Leute bei meinem Vortrag, und ich stellte fest, dass sich fast alle Zuhörer mit dem Thema Feng-Shui befassten. Sie waren begeistert, wie sie das Wissen über das Räuchern in ihre Arbeit integrieren konnten. Schließlich ist Räuchern auch eine Säule von Feng-Shui. Meine Zuhörer konnten mit meiner überlieferten Methode viel mehr anfangen als mit der Art, wie das Räuchern in einschlägigen Büchern zum Thema vermittelt wurde. Meine Vorträge halte ich aus dem Stegreif bzw. ohne Manuskript. Ich trete einfach vor die Menschen und spreche. Daher ist keiner meiner Vorträge gleich. Es kommt immer darauf an, was die Menschen brauchen, die gerade vor mir sitzen. Ich bekomme genau den dafür erforderlichen Impuls und gebe daher das Wissen auf diese Gruppe zugeschnitten weiter.

Workshops

Ich biete meine Workshops gern für Menschen an, die bereits ein wenig Erfahrung mit dem Räuchern haben, auch wenn es nur das Brauchtumsräuchern zu Weihnachten ist. Ein Workshop bei mir dauert zweieinhalb Stunden. In dieser Zeit kann ich schon einiges Wissen weitergeben, vor allem die Räucherpraxis kann ich in Workshops besser veranschaulichen.

Viele Menschen besuchen erst einen meiner Vorträge, dann einen Workshop und anschließend ein Seminar. Diese drei Stationen bauen aufeinander auf. Das ermöglicht außerdem, das Räuchern zwischendrin zu Hause zu üben. Dabei ergeben sich erfahrungsgemäß auch wieder Fragen, die dann im nächsten Schritt von mir beantwortet werden können. Daraus bildet sich eine gewisse Stabilität, und die Menschen gehen ohne Hemmungen oder Ängste an das Räuchern heran. Mit dem Anwenden des Räucherns stellt sich bei den Praktizierenden immer eine positive Lebensveränderung ein. Gerade dies kann man im Zeitalter von Leistungsdenken und Zeitmangel gut gebrauchen.

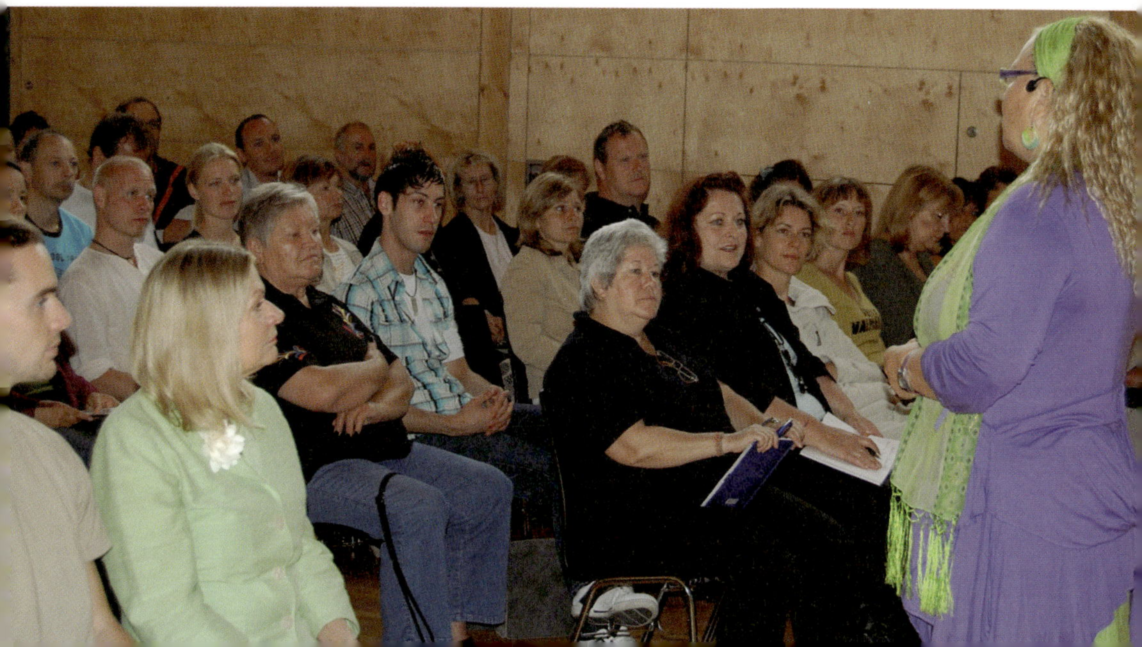

Seminare

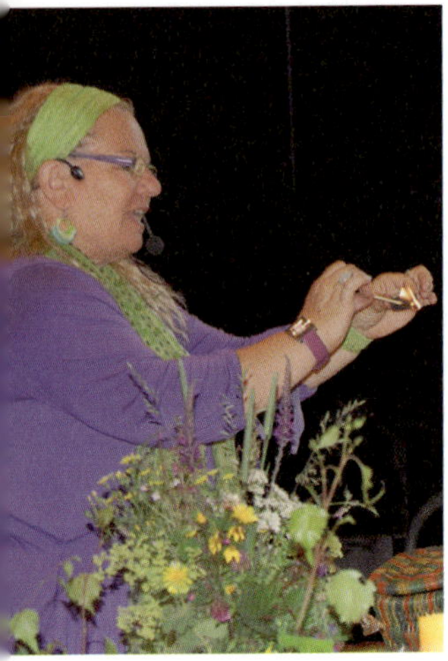

Wenn Menschen das Räuchern bereits geübt haben und schon etwas über das Thema wissen, sind viele bestrebt, mehr über dieMaterie zu erfahren und ihr Wissen gezielt am Arbeitsplatz oder auch im privaten Bereich einzusetzen.

Wie ich bereits beschrieben habe, ist es wichtig, in regelmäßigen Abständen zu räuchern. In einem zweitägigen Seminar bei mir lernt man alles über diese Methode. Ich hab früher auch Tagesseminare abgehalten. Auf vielfachen Wunsch der Teilnehmer habe ich das Angebot mittlerweile auf zwei Tage ausgeweitet, weil sehr viel Hintergrundwissen und Anwendungspraxis erforderlich sind, um wirklich ohne Angst, etwas falsch zu machen, räuchern zu können.

Ein sehr wichtiger Bestandteil des Seminars ist »Kräuterkunde«. In diesem Seminarteil wird genau erklärt, welches Räucherwerk wann angewendet werden soll und welche Wirkung jedes Harz, Kraut, Blatt oder jede Wurzel hat.

In meinen Seminaren sind viele Menschen, die mit Kindern arbeiten, seien es Kindergärtnerinnen, Tagesmütter oder Lehrer/innen. Sie alle wenden das Räuchern zur Raumreinigung in den Schulklassen, Kindergartengruppen etc. an. Die einzige Hürde für die Räucherung in öffentlichen Gebäuden sind meist die Rauchmelder. Diese lassen sich aber nach einem freundlichen Gespräch mit dem Hausmeister immer kurzzeitig ausschalten. Gerade Kinder spüren negative Energien in Räumen sehr stark und reagieren darauf mit Aggression, Unkonzentriertheit und Müdigkeit. Je mehr Schüler ein Klassenzimmer »bewohnt haben«, desto mehr negative Energien hängen in dem Raum.

Demonstration des richtigen Räuchervorgangs auf der Bühne ►

Ich habe auch immer öfter Krankenschwestern, Hospizmitarbeiter und Altenbetreuer als Teilnehmer in meinen Seminaren dabei. Sie stellen öfter fest, dass Menschen, wenn sie krank oder gebrechlich sind oder im Sterben liegen, belastende Energien in ihren Zimmern sehr stark spüren. In ihren Räumen passiert schließlich auch immer dasselbe. Kranke Menschen kommen und gehen, und jeder hinterlässt seine Leidenergien.

Auch Therapeuten sind häufig in meinen Seminaren. In ihrem Arbeitsfeld ist es wichtig, die Therapieräume immer wieder von der »Loslassen-Energie« zu säubern. Jeder, der therapiert wird, lässt etwas in den Räumen zurück, und der nächste spürt natürlich diesen Energiemüll. Je mehr Menschen am selben Ort behandelt werden, desto mehr staut sich die Energie, und die Patienten oder Klienten fühlen sich unwohl.

Meine Seminare halte ich dort ab, wo für mich die Energie stimmt. Weil ich sehr feinfühlig bin, ist mein Empfinden für einen Ort ein guter Gradmesser. Ich empfehle allen Teilnehmern, an beiden Seminartagen an diesem Ort zu bleiben und nicht über Nacht nach Hause zu fahren. Es gibt am Abend immer Gelegenheit zum Gedankenaustausch und zu gemeinsamen Aktivitäten. Die Orte, die ich für die Seminarveranstaltungen wähle, sind Kraftorte. Das ist eine gute Voraussetzung, um das Gehörte besser aufnehmen zu können.

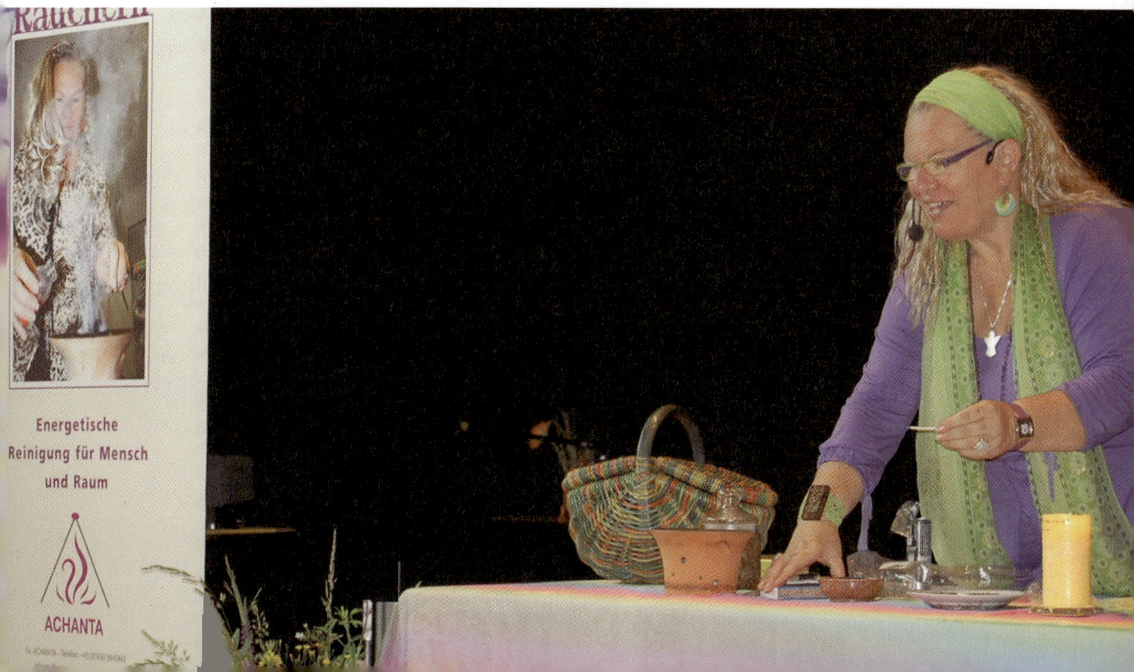

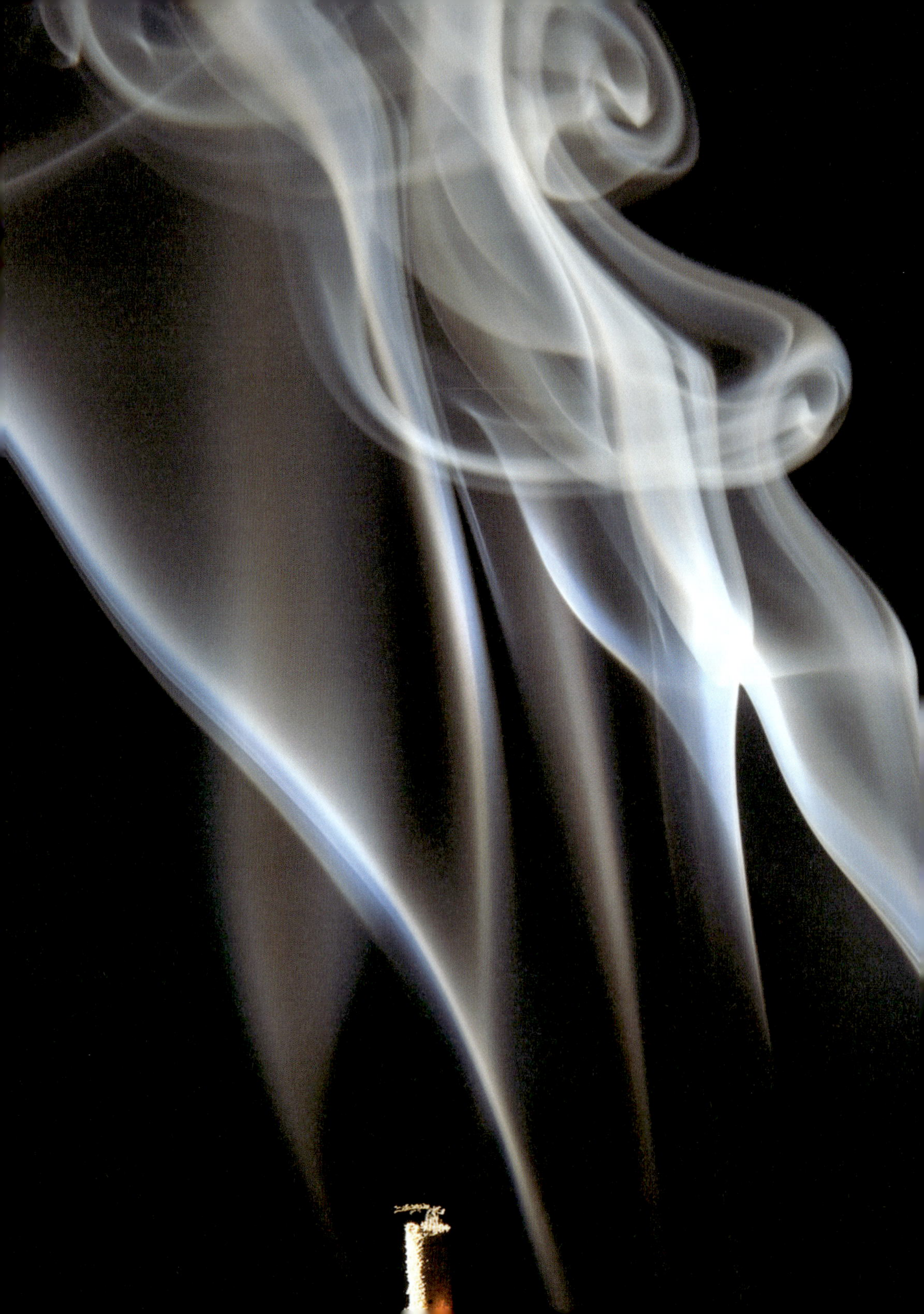

Rückmeldungen nach dem Räuchern

Frau G., Bleiburg

Nach dem Räuchern kehrte Ruhe ins Haus ein. Mit den Schwiegereltern gab es keinen Streit mehr. Wir sprachen vorher nicht mehr miteinander. Ich floh früher immer von zu Hause, und nun fühle ich mich hier wohl. Auch die Blumen sprießen.

Frau H., Salzburg

Ich bin in meiner Wohnung immer depressiver geworden und konnte mich nicht mehr konzentrieren. Beim Studium hatte ich große Probleme. Jetzt geht es mir extrem gut, ich habe meinen Lebensinhalt wiedergefunden und viel Elan. Beim Studieren geht es mir wieder ausgezeichnet. Frau Herzog hat mir meinen Lebenswillen wiedergegeben.

Frau L., Klagenfurt

Vielen, vielen Dank für Ihre Arbeit. Es war ein ganz besonders schönes Geschenk für mich. Ihre Arbeit hat höchste Qualität.

Frau Dr. V., Klagenfurt

Das Räuchern hat mich sehr beeindruckt, und ich fühle mich wieder wohl in meinem Schlafzimmer. Alle guten Wünsche für Sie.

Frau J., Neumarkt

Ich möchte mich auf diesem Weg nochmals ganz herzlich bei dir bedanken. Die Räucherung bei mir war dringend notwendig. Fühle mich toll wie schon sehr lange nicht mehr. Auch bei den Tieren spüre ich die Verbesserung deutlich.

Frau M., Moosburg

Leider gibt es in unserer heutigen Welt viel zu wenige Menschen Ihrer Natur. Danke, dass ich Ihnen begegnen durfte.

Frau S., Maria Elend

Wir wollten am vergangenen Wochenende unser Haus fast gar nicht verlassen, so wohl haben wir uns nach der Räucherung durch Sie gefühlt.

Frau J-O., Wolfsberg

Ich sah Frau Herzog erstmals auf der Messe »gesund & glücklich« am Sonnegger See und war von ihr als Mensch begeistert. Sie strahlte so viel positive Energie aus. Ihr bewusstes Darstellen ließ mich erkennen, dass Energiemüllberge beseitigt gehören. Ich habe so viele positive Erlebnisse nach dem Räuchern erfahren. Davon möchte ich Ihnen einige schildern:

- Gewächse und Sträucher im Steingarten entwickeln sich prächtig, nachdem sie zuvor zehn Jahre lang nur kläglich dahinwuchsen.

- Spürbare Frische in Wohnräumen nach dem Räuchern

- Räume, die man vorher mied, wurden zu Lieblingsräumen.

- Neurodermitis und Hautausschläge gibt es nicht mehr.

- Verbesserte Schlafqualität im Schlafzimmer

- In Stresssituationen ist »Durchatmen« und »klares Denken« absolut möglich, wenn man die richtige Kräutermischung wählt.

- Lebensfreude einer ganz besonderen Art verstärkt das positive Denken.

Familie N., Villach

Nochmals vielen Dank für deine wirkungsvolle und authentische Arbeit in unserem Haus.

Frau L., Katsch/Mur

Vielen herzlichen Dank, liebe Frau Herzog, für Ihre Räucherung in unserem Hause. Wir fühlen uns alle sehr wohl, und es hat uns sehr sehr gutgetan. Seien Sie herzlichst gegrüßt.

Herr R., Dorfgastein

Ich bin sehr froh, dass ich bei dir das Räucherseminar am Ossiacher See besucht habe. Es hat sich seither vieles in meinem Leben zum Positiven gewendet.

Frau K., Feldkirchen

Als mein Mann nach Hause kam, gab es eine viel herzlichere Begrüßung als vor dem Räuchern. Es läuft bei uns seit Ihrem Besuch allgemein harmonischer ab, und ich persönlich habe das Gefühl, dass in der Wohnung eine wesentlich »dünnere« Luft herrscht als zuvor.

Frau M., Eberndorf

Also, die Mäuse sind weg, und ich fühle mich im Schlafzimmer wieder sehr wohl. Auch gesundheitlich geht es bei mir immer weiter bergauf.

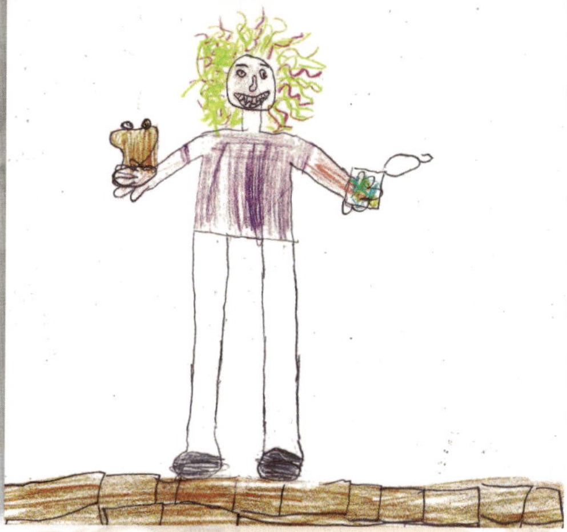

Die Räucherin räuchert

Frau I., Klagenfurt

Sie waren im Dezember in unserem Reihenhaus, um die negativen Energien durch Räuchern zu entfernen. Mein Lebensgefährte hatte bereits zuvor mit seiner Familie in dem Haus gelebt. Vor ihm lebte noch eine andere Familie dort. Der Mann hatte sich damals von Frau und Sohn getrennt. Sie konnte sich die Miete ganz allein nicht mehr leisten und musste ausziehen. Sie verspürten, als Sie zu uns kamen, im Wohnzimmer Trauer- und Wutenergien, weil die Frau damals nicht ausziehen wollte.

Eigentlich hatten wir sie aber aus folgendem Grund angerufen: Ich schlief sehr schlecht und hatte fast jede Nacht Albträume. In der Frühe war ich dann sehr geschlaucht und unausgeschlafen. Mir passierte es oft, dass ich in »fremden« Betten (zum Beispiel im Urlaub) viel besser schlief als im eigenen. Es gab im Haus gewisse Plätze, die mein Lebensgefährte und ich unbewusst mieden, zum Beispiel einen Sitzplatz in der Küche und eine Couch im Wohnzimmer. Mir kamen diese Plätze immer sehr kühl und ungemütlich vor. Obwohl ich zu diesem Zeitpunkt schon länger (3,5 Jahre) mit meinen Lebensgefährten in diesem Haus zusammenlebte, hatte ich immer wieder das Gefühl als wäre ich fremd. Irgendetwas schien das Haus zu dominieren.

Heute schlafe ich sehr gut, bin in der Frühe viel besser drauf und habe keine Albträume mehr. Ich träume schon, aber nur positiv. Wir sitzen wieder in der Küche, auch auf dem damals unbeliebten Platz, und die »eine« Couch im Wohnzimmer wird auch wieder benutzt.

Ihre Räucherung hatte etwas sehr Beruhigendes! Nach dem Lüften fühlten wir uns beide erleichtert. Ich freue mich, alle zwei Wochen selbst zu räuchern, weil die Kräuter sehr angenehm riechen und so beruhigend wirken. Außerdem habe ich danach das Gefühl, etwas Gutes getan und die Wohnräume gereinigt zu haben.

Frau O., Virgen, Osttirol

Hallo Annemarie! Einen schönen Sonntag aus Virgen in Osttirol! Nun ist es eine Woche her, seitdem du bei uns im Haus geräuchert hast. Wie versprochen, möchte ich dir eine Rückmeldung geben, was sich so alles bei uns tut.

Mein Bruder kam zu Besuch und stellte gleich fest, dass unsere Räume »irgendwie größer« aussahen! Nettes Detail am Rande: Ganz überraschend bekam ich an diesem Tag zwei wunderschöne orangefarbene Kürbisse geschenkt. Wir höhlten sie aus und schnitten wunderschöne Kürbisgesichter aus. Jetzt erfreuen wir uns an diesen herrlichen Kürbislampen, wenn wir abends eine Kerze hineinstellen.

Die ganze vergangene Woche erlebte ich ein wahres Wechselbad der Gefühle. Alles schien sich neu zusammenzusetzen, vieles kam noch einmal hoch, um dann endgültig zu verschwinden, so wie zum Beispiel Trauer, Einsamkeits- und Isolationsgefühle, Leere, Überforderung, aber zwischendurch tauchten auch immer Freude, Hoffnung, Zuversicht und so etwas Ähnliches wie Ungeduld, was da noch kommen mag, auf. Körperlich hat sich einiges in meinem Gebärmutterbereich (die Gebärmutter wurde bei mir ja herausgenommen) und in dem Narbenbereich entwickelt, die innerliche Verkrampfung löst sich langsam auf. Du hast mich sehr darin bestärkt, mit der Situation, so wie sie ist, in Frieden zu kommen.

Ach ja, im Schlafzimmer halte ich mich jetzt wieder viel lieber auf. Auch mein Mann sagte, als er am Freitag von der Arbeit nach Hause kam, dass sich das ganze Haus anders anfühlte, leichter und größer.

Frau K., Greith bei Neumarkt

Danke für Ihren Vortrag am vergangenen Wochenende. Er war sehr informativ und herzberührend. Die Kräuter von Ihnen haben eine immense Wirkung. Sie duften rein, wundervoll und wirken auf uns sehr intensiv.

Frau G., Klagenfurt

Vielen Dank nochmals fürs Räuchern. Das war vielleicht ein prickelndes Erlebnis, als ich nach Hause kam. Ich empfand reine Freude und Leichtigkeit. Ich musste von einem Ohr zum anderen grinsen – einfach so. Die Leute, die bis jetzt bei mir zu Besuch waren, sagen mir, dass sie sich in der Wohnung wohlfühlen und kommen gern wieder. Das ist klasse. Ich fühle mich entspannter und freue mich nun immer, nach Hause zu kommen. Meine Zimmerpflanzen wirken frischer. Ich wünsche Ihnen weiterhin viel Kraft für Ihre Tätigkeit.

K., 12 Jahre, Fürnitz

Sie waren vor ein paar Monaten bei uns und haben unsere Wohnung ausgeräuchert. Vorher hatte ich öfter Streit mit meiner Tante und manchmal auch mit meiner Mutti. Ich hatte immer das Gefühl, nicht gut genug zu sein und habe deswegen auch manchmal geweint. Seit Sie hier waren, vertrage ich mich auch wieder mit meiner Tante und bespreche vieles mit meiner Mutter. Ich bin, finde ich, seit damals viel fröhlicher und besser aufgelegt. Meine Mutter meint, dass ich jetzt viel ordentlicher bin. Danke.

D., 10 Jahre, Riegersdorf

Seit Sie damals mein Zimmer ausgeräuchert haben, schlafe ich viel besser. Auch meine Noten in der Schule sind besser geworden. Meine Hausübungen mache ich jetzt auch in meinem Zimmer. Ich kann mich viel besser konzentrieren. Einmal oder zweimal im Monat räuchert meine Mutti jetzt die ganze Wohnung.

Frau J., Salzburg

Ich möchte mich ganz herzlich bei Ihnen bedanken. Nach dem Räuchern fühle ich mich sehr wohl und kann sehr gut schlafen. Nochmals herzlichen Dank.

Frau W., Villach

Meine Blumen wachsen seit dem Räuchern wie verrückt. Es scheint, du hast durch das Räuchern auch die Lebensgeister der Pflanzen geweckt.

Frau P., Maria Rain

Mein Sohn ist seit dem Räuchern viel ausgeglichener und nicht mehr so ängstlich.

Frau N., Paternion

Ich fühle mich sehr frei im Haus und habe keine Angst mehr. Alles geht leichter von der Hand.

Frau D., Wien

Ich freue mich, Ihnen mitteilen zu können, dass Ihre Räucherung Wirkung zeigt. Ich fühle mich nun wohl in meiner Wohnung und kann es so richtig genießen, zu Hause zu sein. Das große Zimmer ist nun hell und freundlich und nicht mehr so düster und negativ belastet. Mein Verhalten ist nun ruhig und harmonisch. Vorher war ich ja sehr getrieben, aggressiv und depressiv. Nun habe ich meine Lebensfreude wiedergefunden, das zeigt sich in allen Bereichen meines Lebens. Es ist, als wäre eine große Last von meinen Schultern gefallen.

Frau I., Villach

Mein Geschäft war von alten Energien sehr belastet, und ich merkte am Verhalten meiner Kunden, dass sie sich bei mir nicht wirklich wohlfühlten. Dank Ihrer Arbeit in meinen Räumen ist die Atmosphäre nun ganz anders und viel angenehmer. Als wenn jemand auf einen Knopf gedrückt hätte, kommen jetzt auch viel mehr Kunden zu mir, auch sehr viele neue Kunden. Ich habe den Eindruck, die Menschen spüren einfach, dass die Energie jetzt bei mir »passt«. Ich habe ein großes Umsatzplus.

Herr R., Steindorf

Ich hatte immer Probleme mit meinem großen Haus und wusste nicht wirklich, was ich damit anfangen sollte. Ich wollte es schon verkaufen. Nach dem Räuchern war alle Belastung abgefallen, und ich weiß nun genau, wie es weitergehen soll. Ich habe auch einen Teil schon verpachten können, was vorher nicht möglich war. Auch die Schwierigkeiten mit der Bank haben sich aufgelöst. Ich danke dir ganz herzlich für deine Hilfe.

Fam. W., Dellach/Gailtal

Seitdem Sie bei uns geräuchert haben, fühlen sich alle Räume wärmer an. Die vorher da gewesene unerklärliche Kälte beziehungsweise Kühle, die unsere Familienmitglieder und auch manch fremde Person empfunden hatten, ist weg. Wir sind nun lieber daheim, weil wir uns wohler fühlen. Auch alle anderen Belastungen sind weniger geworden.

Frau T., Niederwölz

Der Tag, an dem du bei mir geräuchert hast, war für mich ein besonderer Tag. Als ich von meiner Urlaubswoche wieder zurückgekommen war und meine Wohnung wieder betreten hatte, war ich völlig überrascht von einer Wahrnehmung, die ich bisher noch nie hatte, wenn ich ein paar Tage weggefahren war. Es war das wundervolle Gefühl, in strahlende, saubere, einladende, energetisch gereinigte Räume nach Hause zu kommen. Das ist mir beim alltäglichen Kommen und Gehen gar nicht so stark aufgefallen wie in dieser Situation. Dieses Erlebnis hat mir erst richtig den Unterschied von vor und nach dem Räuchern verdeutlicht.

Herr M., Klagenfurt

Durch das Räuchern ist auf alle Fälle mehr Ruhe eingekehrt, weil keine Belastungen für uns mehr da sind.

Frau S., Klagenfurt

Ich kann seit dem Räuchern sehr gut schlafen, was früher nicht möglich war. Meine Schwiegermutter kam früher immer wann sie wollte, ohne Anmeldung. Das war für mich störend. Nun hat sich das Problem von allein gelöst.

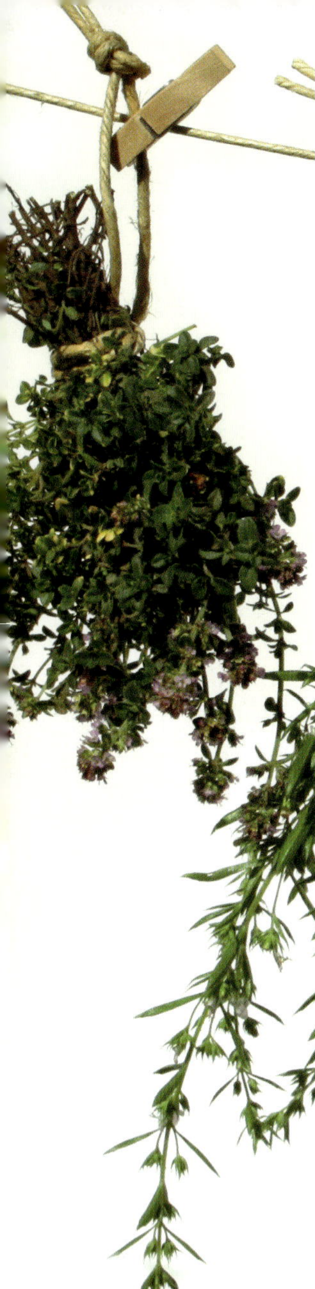

Frau K., Friesach

Wir haben nun das Gefühl, dass das Haus jetzt wirklich uns allein gehört. Wir schlafen sehr tief. Unser Kind war in der Nacht sehr unruhig und wälzte sich hin und her. Jetzt schläft es sehr ruhig und vor allem die ganze Nacht durch. Das ist für unsere Familie eine große Entlastung, und wir fühlen uns sehr wohl, weil wir in der Frühe alle ausgeschlafen sind.

Frau W., Klagenfurt

Die Menschen in unserem Lokal sind auf einmal alle sehr freundlich. Vorher waren viele aggressiv und grantig. Es kommen auch ganz andere Leute zu uns. Der Kellner hat festgestellt, dass die Räume so wirken, als hätte man einen Generalputz gemacht.

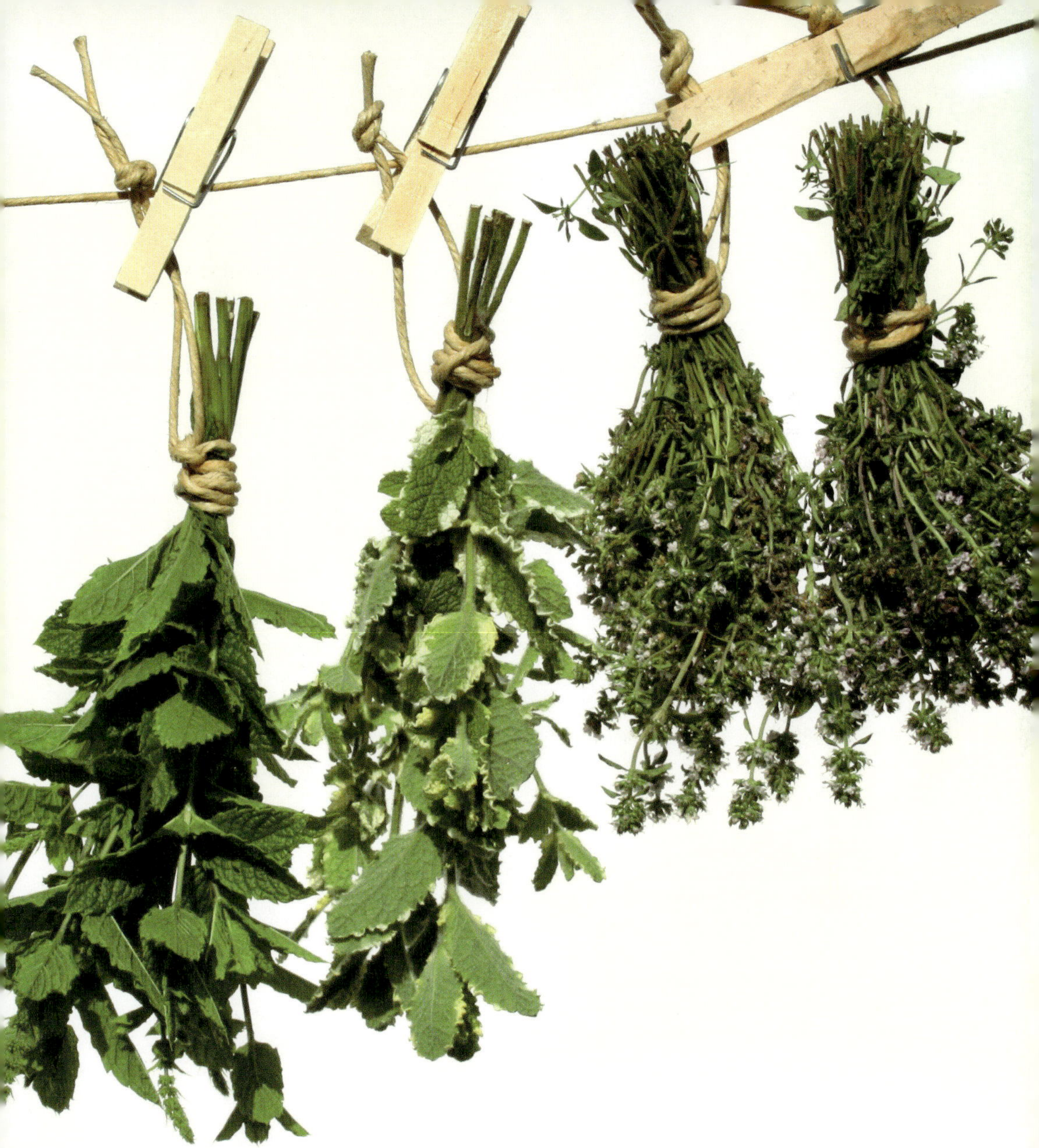

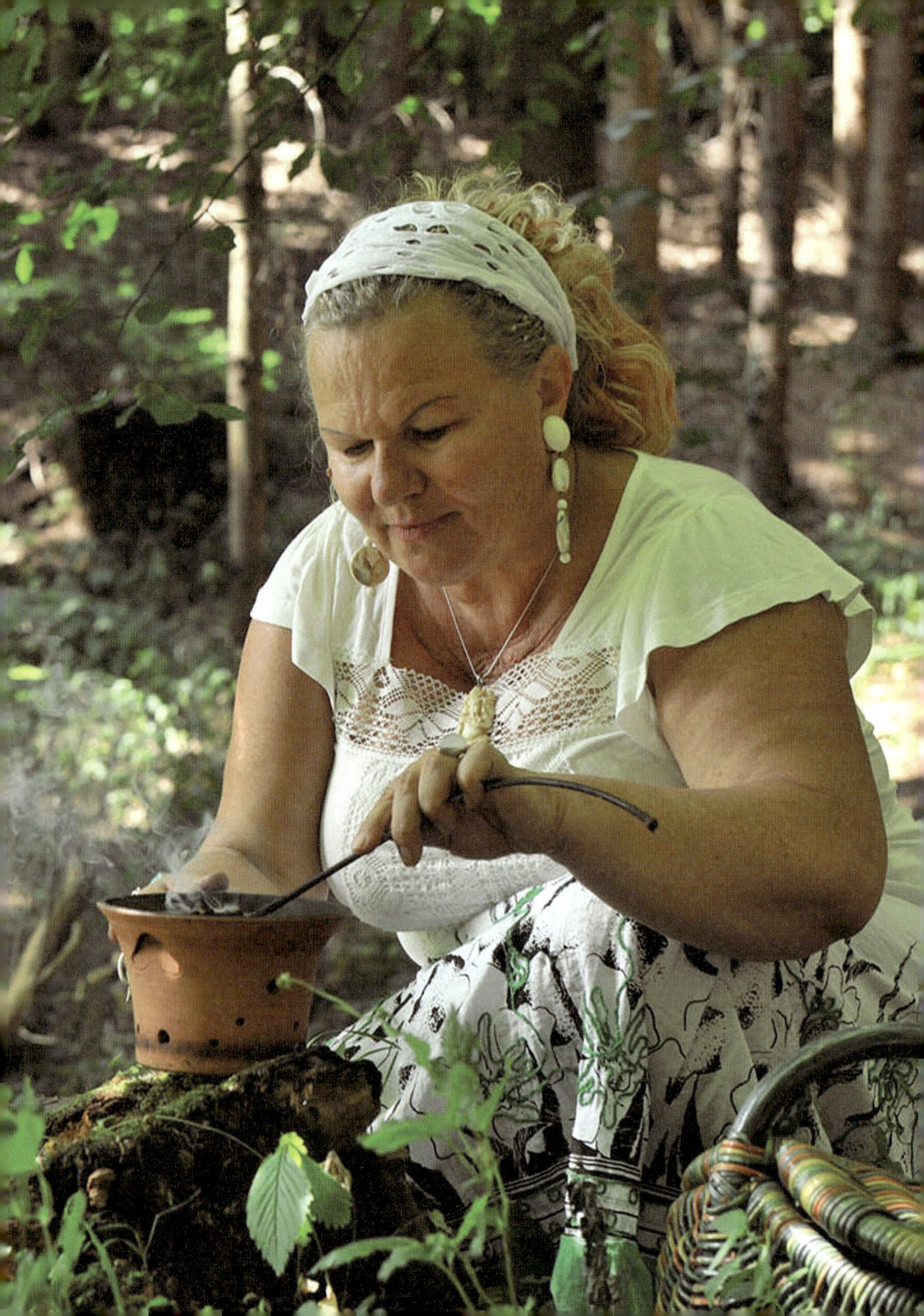

Einblick in die Welt der Themenräucherungen

Die Kraft der Natur nutzen

Die Themenräucherungen sind nichts von mir Erfundenes, sondern sie sind genauso alt wie die Reinigungsräucherung. Beim Reinigen geht es um das Entsorgen von negativer Energie. Bei den Themenräucherungen geht es um das Zuführen von Substanzen aus den entsprechenden Kräutern, die dem Körper helfen. Damit können unterschiedliche Themen sehr rasch und effektiv behandelt werden, weil der heilende Rauch großflächig durch die Poren des Körpers aufgenommen werden kann. Die Auswahl meiner Themenräucherungen hat sich durch die vielen Kontakte zu Menschen und durch meine langjährige Erfahrung ergeben. Es sind nämlich immer dieselben Themen, die es zu bearbeiten gilt.

Diese Methode ist heute noch so wirkungsvoll wie ursprünglich. Das alte Wissen ist nicht vergänglich, und wir können es jederzeit für uns nutzen. Die Themenmischungen stelle ich alle selbst her. Ich achte sehr auf eine gute Qualität der Zutaten und auch auf die richtige Zusammensetzung, denn erst die Vielzahl an Kräutern, Hölzern und Harzen bringt den gewünschten Erfolg. Nur in der Kombination entwickelt sich die Kraft, um das jeweilige Thema bearbeiten zu können.

Jede Mischung sendet mir eine Duftbotschaft, und daran kann ich erkennen, wie gern uns die Natur unterstützt, wenn wir ihre Hilfe auch annehmen.

Ich plane, zu den Themenräucherungen einen Ratgeber zu schreiben und Hilfestellung sowohl aus der Sicht des Räucherns als auch aus der mentalen Ebene zu geben.

Zum Beispiel Ängste besiegen: Wie geht man mit Ängsten um? Wie besiegt man Ängste? Was kann das Räucherwerk unterstützend gegen meine Ängste tun?

Überblick meiner Themenräucherungen

Ängste besiegen
Angstzustände aller Art führen in eine Sackgasse. Um sich von Ängsten zu befreien, kann man sich die Hilfe der Natur zunutze machen. Diese Mischung löst Ängste auf natürliche Weise auf, weil sie den Menschen hilft, wieder ins Vertrauen zu finden. Ängste in allen Lebensbereichen können mithilfe dieser Räuchermischung besiegt werden.

Frauenwohl
Die speziellen »Frauenthemen« können durch diese Räucherung sehr gut behandelt werden. Hierbei geht es um Wechselbeschwerden, mangelndes Selbstvertrauen, Ängste, Mehrfachbelastungen durch Beruf und Familie und auch um die Wertschätzung sich selbst gegenüber. Spezielle Frauenkräuter tragen zum Erfolg dieser Kräutermischung bei.

Glück und Erfolg
Dieses Räucherwerk wird überall dort eingesetzt, wo es um den Geldfluss geht. Besonders in Geschäftsbereichen jeglicher Art kann man es wunderbar nutzen, weil es die Geldenergie zum Fließen bringt. Bei Veränderungen im Leben wirkt es unterstützend.

Gute Nacht
Menschen mit Schlafstörungen wie zum Beispiel Einschlaf- oder Durchschlafproblemen können nach kurzer Anwendungszeit dieser Räuchermischung schon große Erfolge erzielen. Dazu sollten die Kräuter auf jeden Fall im Schlafzimmer verräuchert werden, damit die Zutaten sich auch dort entfalten können, wo sie wirken sollen. In der Frühe wacht man dann sehr gut ausgeruht auf.

Harmony
Wie der Name schon sagt, wird bei dieser Mischung alles, was nicht in der Mitte ist, ausgeglichen. Viele Therapeuten nehmen diese Mischung zur Unterstützung bei ihren Behandlungen. Das Verräuchern dieser Mischung hilft auch, Gefühle zuzulassen.

Innerer Frieden
Negativ denkende oder auch depressive Menschen sollten regelmäßig mit dieser Mischung arbeiten. Durch die in ihr enthaltenen Kräuter können sie eine Umkehr zum Positiven erreichen. Die Zutaten sind Lichtbringer und lassen die Betroffenen nicht den Schatten, sondern die Sonne sehen. Eine positive Lebenseinstellung wird mit dieser Räucherung sehr stark gefördert.

Insektenabwehr
Diese Themenräuchermischung ist die natürliche Antwort auf das chemisch hergestellte »Gelsenlicht«. Der Rauch vertreibt auf natürliche Weise Fliegen, Wespen oder Gelsen (Schnaken) auf Terrassen, Balkonen oder auch aus Räumen. Man benötigt keine Gifte, um die Tiere zu töten, sondern man »leitet sie einfach um«. Der Geruch dieser Mischung ist für diese Insekten einfach nicht einladend.

Intuition wecken
Wenn Menschen sich ausschließlich nach dem Verstand ausrichten und auch jede Entscheidung nur mit dem Kopf fällen, benötigen sie einen »Auslöser« für das Zulassen der Intuition. Dies ist ganz wichtig, damit nicht nur das Rationale, sondern auch das Bauchgefühl gehört wird. Die Sinne werden aktiviert, damit man seine innere Stimme wahrnehmen kann.

Kinderräucherwerk
Diese Zusammensetzung der Kräuter kann besonders bei Kindern angewandt werden, die Lernprobleme haben, aber auch dann, wenn Kinder unverarbeitete Themen in sich tragen, sogenannte »seelische Wunden«. Der Rauch dieser Mischung stärkt außerdem das Selbstbewusstsein und kann bestimmte Begabungen fördern.

Klarheit und Wahrheit
Wenn die gegenwärtige Situation unklar erscheint und jegliche Entscheidung schwerfällt, ist es notwendig, Klarheit im Leben zu erreichen. Diese Kräutermischung hilft dabei, Situationen klar zu durchschauen und dadurch ohne Zögern zu spüren, was richtig ist. Die Wahrheit hinter einer Sache wird sichtbar bzw. spürbar.

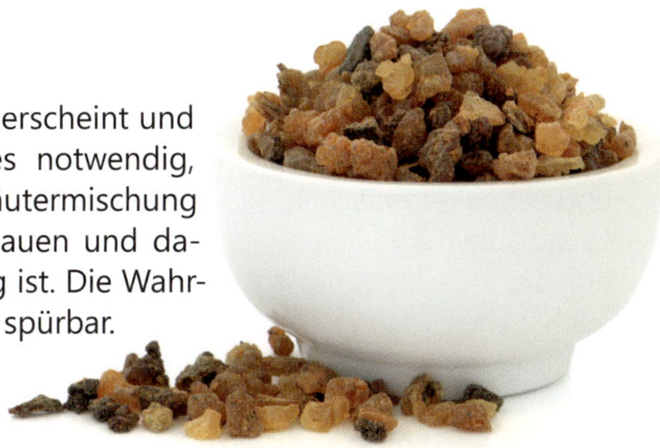

Myrrhe

Liebe
Bei dieser Mischung geht es in erster Linie um die Eigenliebe. Denn wenn man sich selbst nicht so akzeptiert, wie man ist, kann man auch niemanden anziehen, der einen so liebt.
Liebevolle Kräuterzutaten sorgen dafür, dass diese Mischung die Herzen aller Menschen berührt. Sie ist auch als Raumduft geeignet.

Loslassen
Mit diesem Thema haben viele Menschen sehr große Schwierigkeiten. Ob es um Menschen, Situationen oder Gegenstände geht, das Loslassen von Altem ist ein sehr wichtiger Vorgang, um etwas Neues ins Leben zu ziehen. Denn erst wenn eine Tür zugeht, kann sich eine andere öffnen. Das Verräuchern dieser Mischung hat schon sehr vielen Menschen geholfen loszulassen.

Mentale Stärke
Diese Mischung sorgt dafür, dass der Kopf und das Bauchgefühl gut zusammenarbeiten können. Diese Ausgewogenheit führt dazu, dass in einer Sache viel besser und schneller entschieden werden kann. Es gibt kein »Vielleicht« mehr, sondern nur die Entscheidung, zu der man dann auch stehen kann.

Innere Fülle und Reichtum
Bei dieser Themenräucherung geht es nicht um viel Geld, das man mit ihr anzieht. Vielmehr werden die innere Fülle und der innere Reichtum gefördert. Erst wenn diese im Menschen integriert sind, erscheinen die Fülle und der Reichtum auch im Außen.

Schutz
Dies ist bei den großen äußeren Belastungen, denen wir ausgesetzt sind, eine ganz wichtige Räuchermischung. Ich meine damit Umwelteinflüsse oder negative Menschen, die viel Energiemüll abladen. Diese Themenräucherung ist sowohl im Berufsleben als auch im privaten Bereich eine unverzichtbare Hilfestellung.

Selbstvertrauen
Erst wenn jemand über genügend Selbstvertrauen verfügt, strahlt er Sicherheit aus. Diese Kräuterzusammenstellung hilft dabei zu lernen, nicht immer andere Menschen als Maß zu nehmen und sich mit ihnen zu vergleichen. Man lernt, zu sich zu stehen, so wie man ist.

Stark und verwurzelt sein
Diese Mischung hilft, Entscheidungen zu treffen und dazu zu stehen. Sie will ausdrücken, dass uns das Leben so trägt wie die Erde den Baum.

Wege und Werte erkennen
Hier wird die Erkenntnis geweckt, dass alte Muster und Themen jetzt zu lösen sind. Durch die Kraft der Natur in den Zutaten versteht man, was das Leben gerade jetzt aufzeigt.

Durch das Anwenden von Themenräucherungen werden die Intuition und der Spürsinn geweckt, was natürlich für alle Bereiche des Lebens eine wertvolle Hilfe darstellt. Im Gegensatz zum Vorgang des Reinigens wird bei dieser Art des Räucherns der Räuchertopf in dem Raum stehen gelassen, in dem sich der Betroffene aufhält. Die Räuchermischung wird in kleinen Mengen auf die Räucherkohle gestreut. Weil die Kohle sehr lange glost, kann man immer wieder, zum Beispiel alle zehn Minuten, ein wenig Räucherwerk nachlegen. Dadurch entsteht nicht viel Rauch, und es bleibt auch länger ein angenehmer Duft im Raum. Wie oft man nachlegt, bleibt jedem selbst überlassen. Irgendwann erhält man einen Impuls, wenn es genug ist. Die Menge des Räucherwerkes kann von einem zum anderen Mal unterschiedlich sein, denn sie hängt immer davon ab, wie präsent das momentan zu behandelnde Thema ist. Die Anwendung von Themenräucherungen kann im Prinzip täglich erfolgen. Es gibt keine Überdosierung. Hier ist wieder die Intuition gefragt. Wenn man das Gefühl hat, wieder etwas zu benötigen, dann sollte man die Themenräucherung wieder anwenden.

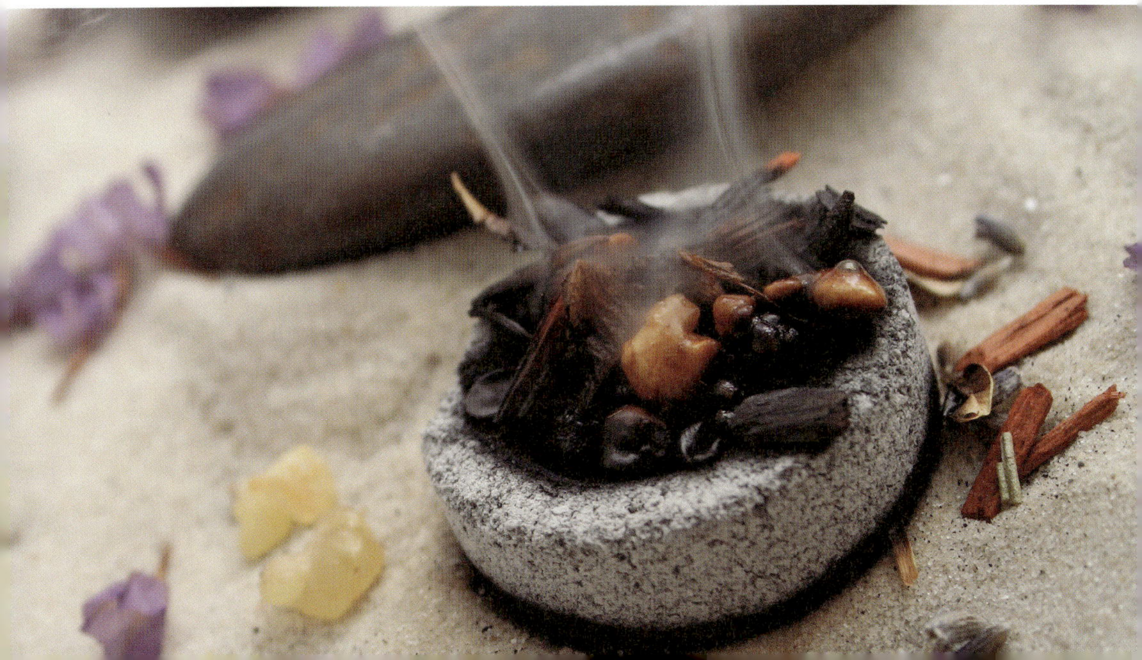

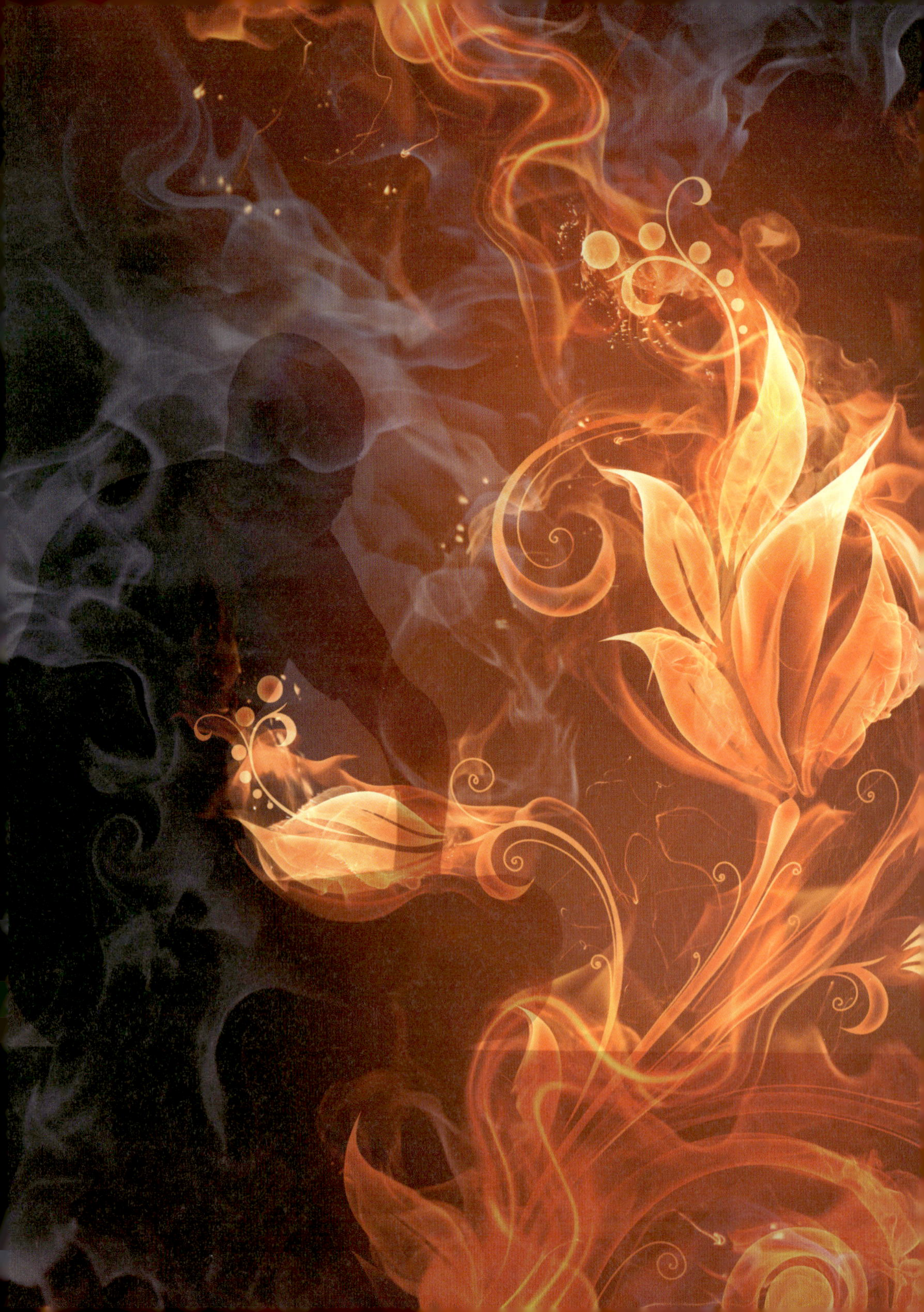

Tipps zum Schutz

Wie schützt man sich vor negativen Umwelteinflüssen?

Es ist in der heutigen Zeit immens wichtig, sich vor äußeren Einflüssen zu schützen. Tut man dies nicht, spürt der Körper sehr viele Belastungen, die er nicht immer verarbeiten kann. Wenn jemand angeschlagen ist, zum Beispiel durch Stress, Burn-out, Depressionen oder Immunschwäche, hat der Körper nicht ausreichend Energie, um die negativen äußeren Belastungen abzuwehren. Daher muss er durch einen Schutzmechanismus entlastet werden.

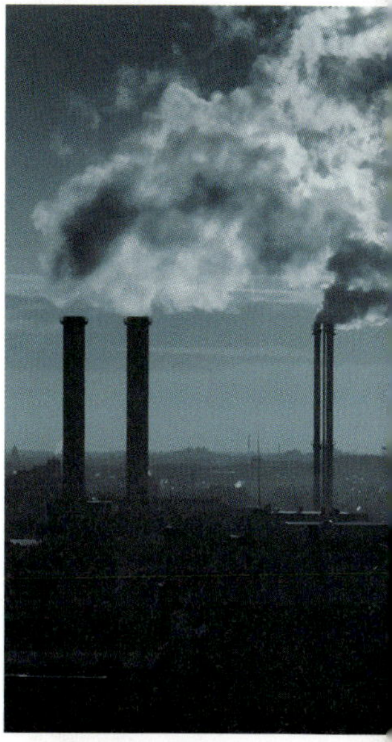

Schutz vor Umweltbelastungen ist nötig

Ich treffe immer wieder Menschen, die völlig energielos sind. Wenn ich dann sehe, wie sie wohnen, wundert mich dies nicht mehr. Wenn zum Beispiel jemand neben einem Handy-Funkmast wohnt und in der Familie insgesamt sechs Handys benutzt werden, dann muss es zwangsläufig zu Auswirkungen auf die Gesundheit kommen. Wenn im Schlafzimmer ein Fernseher, ein Radiowecker, ein Handy und sonstige Geräte in Gebrauch sind, ist es sehr schwierig, zur Ruhe zu kommen und einen erholsamen Schlaf zu haben, es sei denn, vor dem Schlafengehen wird die gesamte Elektronik ausgeschaltet. Belastungen am Arbeitsplatz sind ebenfalls häufig viel zu hoch. Es gibt kein Büro ohne Computerstrahlung.

Bedenken Sie doch nur einmal, Sie sitzen den ganzen Tag in solch einer belasteten Umgebung und Sie schützen sich nicht vor den abstrahlenden negativen Energien. Überlegen Sie, welche Schwerarbeit Ihr Körper Tag für Tag leisten muss, um all diese negativen Einflüsse abzuwehren. Viele Menschen, die ich kenne, waren völlig energielos und ausgelaugt, bis sie erkannten, dass sie etwas gegen die negativen Einflüsse unternehmen mussten. Diejenigen, die sich permanent schützen, spüren den Unterschied. Der Körper reagiert sofort dankbar auf die Entlastung durch den Schutz. Aufgrund der Vielfalt an Negativität, die uns umgibt, ist es kaum möglich, ohne gesundheitliche Schäden davonzukommen. Je früher Sie beginnen, etwas dagegen zu unternehmen, desto besser für Ihr Wohlbefinden.

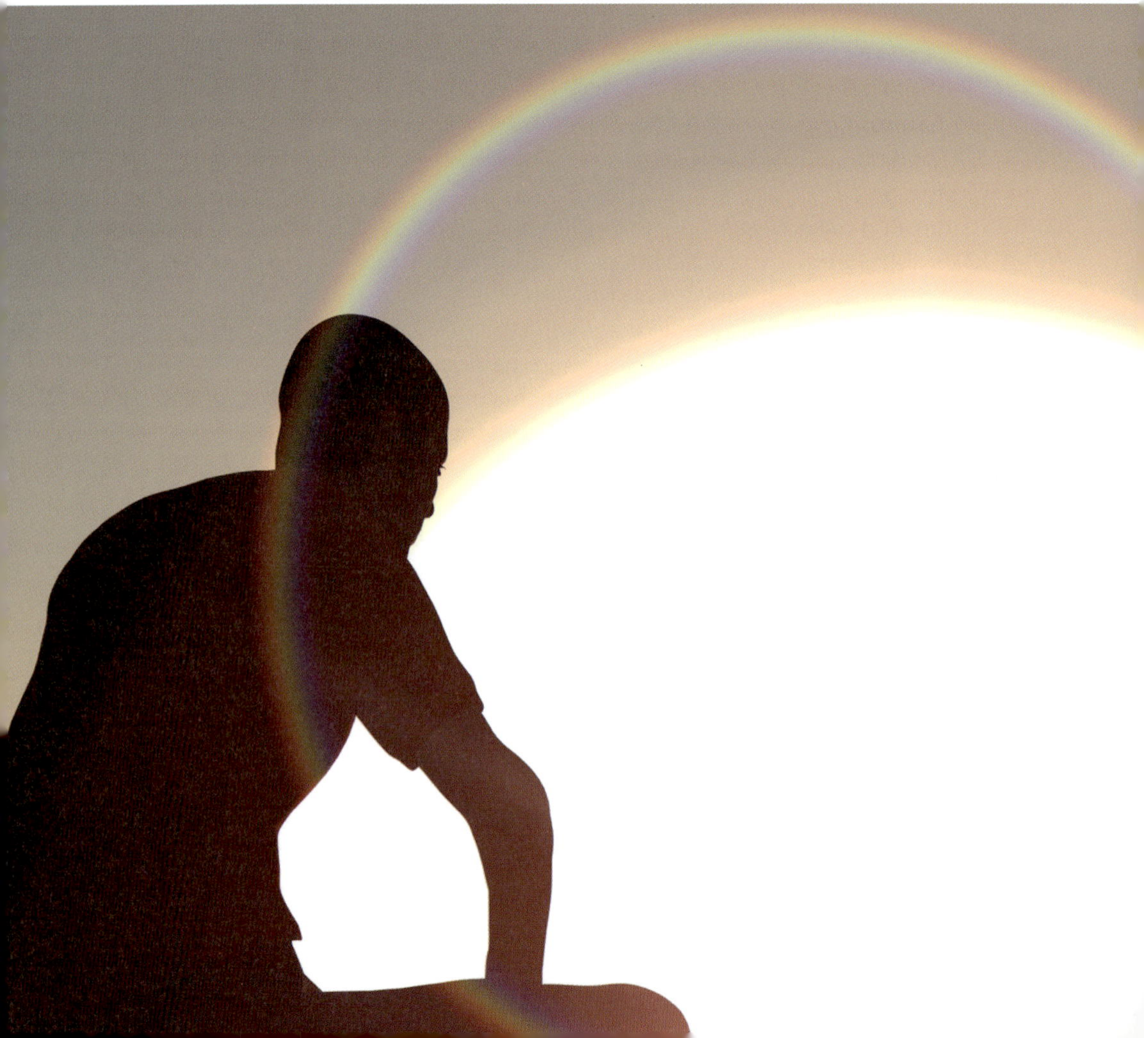

Welche Möglichkeiten gibt es, sich zu schützen?

Elektrosmog

Kleben Sie eine Teslaplatte auf das Handy auf, oder verwenden Sie diese für Ihre elektronischen Geräte in der Wohnung. Diese Platte wird eingesetzt bei: Elektrosmog von Mobil- und Funktelefonen, Computern, Sicherungskästen, Halogenlampen, Haartrocknern, Elektrorasierern, Transformatoren und vielem weiteren.

Infos darüber finden Sie unter www.teslaplatten.ch

Schutzsymbole

Blume des Lebens

Das Symbol der »Blume des Lebens« ist uralt und weit verbreitet. Ihr Grundmuster stellt den gesamten Schöpfungsprozess von Leben dar, zum Beispiel: ein Baum wächst und blüht, Früchte reifen und fallen zu Boden, und die Samen, von denen jeder das Bild des ganzen Baumes enthält, keimen.

Ein starkes Schutzsymbol hilft und schützt gegen äußere negative Einflüsse.

Am Körper getragen bewirkt die »Blume des Lebens« einen starken Schutz vor äußeren negativen Einflüssen aller Art. Sie wirkt wie ein Schutzschild und harmonisiert die negativen Energien, die Menschen ausstrahlen. Dies kann zum Beispiel vorkommen, wenn sich Menschen am Arbeitsplatz ärgern oder auch bei sogenannten »Energievampiren«, die sich positive Energie von ihren Mitmenschen ziehen. Weiterhin kann das Schutzsymbol »Blume des Lebens« zur energetischen Revitalisierung von Nahrungsmitteln verwendet werden. Außerdem ist mithilfe dieses Symbols die Neutralisierung von Strichcodes auf Lebensmittelverpackungen möglich. Lebensmittel werden häufig durch die Laser an Supermarktkassen negativ aufgeladen.

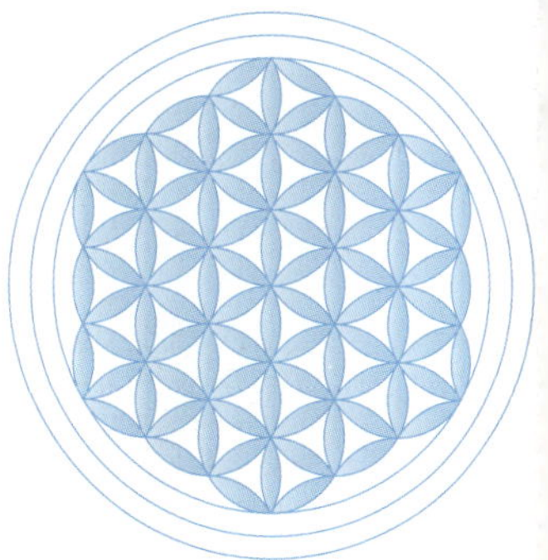

Blume des Lebens

Die perfekte Harmonie im Muster der »Blume des Lebens« vermag das Energiefeld des Menschen energetisch auszugleichen und zu stabilisieren. Anfälligkeiten gegen Störeinflüsse (wie zum Beispiel Elektrosmog) werden herabgesetzt.

Shri Yantra
Das Shri Yantra ist eines der ältesten geometrischen Symbole der Menschheit. Laut Schätzungen des Physikers Patrick Flanagan ist es mehr als 12 000 Jahre alt. Flanagan bezeichnet das Shri Yantra auch als »King of Power Diagrams«. Er geht davon aus, dass die energetische Wirkung im feinstofflichen Bereich ebenso groß ist wie die einer 70-mal größeren Pyramidenkonstruktion. Demnach besitzt ein 3 cm großes Shri Yantra eine größere energetische Wirkung als eine 2 m große Pyramide. Das Shri Yantra schärft den Verstand, denn es stimuliert die Kommunikation zwischen der linken (männlichen) und der rechten (weiblichen) Gehirnhälfte. Dieses Symbol ist ein sicheres und wertvolles Hilfsmittel, um den Verstand zu beruhigen und sich in tiefere Ebenen des Bewusstseins zu begeben. Es kann als Schutz vor allen negativen Einflüssen eingesetzt werden.

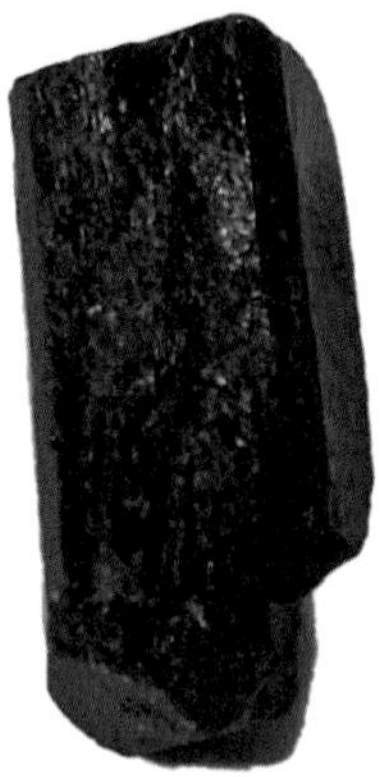

SCHUTZ DURCH STEINE:

Schwarzer Turmalin (Schörl)
Dieser Stein befreit und schützt vor negativen Einflüssen auf den Körper. Er hält auch Erd- und Computerstrahlen ab und ist der stärkste und kräftigste Schutzstein. Der schwarze Turmalin hilft, Körper, Geist und Seele zu einer harmonischen Einheit zu verbinden. Körperlich wirkt der Schörl entspannend, schmerzlindernd und löst Blockaden. Er leitet Energieüberschüsse aus dem Körper ab. Dieser Schutzstein kann Arthritis, Herzkrankheiten und Ängste lindern. Der Energiefluss der Meridiane und der Stoffwechsel werden angeregt. Er wirkt auch sehr gut bei Schwächezuständen und Mangelerscheinungen.

Tragen Sie den Stein direkt am Körper (Hautkontakt), und entladen Sie ihn regelmäßig (mindestens einmal in der Woche) unter fließendem Wasser, anschließend können Sie ihn in der Sonne oder bei Vollmond wieder aufladen.

Amethyst

Der Amethyst ist ein Transformationsstein. Er verwandelt die negative in positive Energie. »Améthystos« ist griechisch und bedeutet »unberauscht«. Dem Stein wurde früher auch eine Schutzfunktion vor Trunkenheit zugeschrieben.
Amethyst wirkt gegen Schlafstörungen, Migräne, Stress, psychische Krankheiten, Trunksucht und Verwirrtheit. Des Weiteren fördert er Freundschaft, Geborgenheit, Harmonie, Intuition, Lebenswillen und Schlaf. Bei Kleinkindern wird empfohlen, den Amethyst bei Schlafstörungen nicht um den Hals zu hängen, sondern in die Schlafunterlage einzunähen.

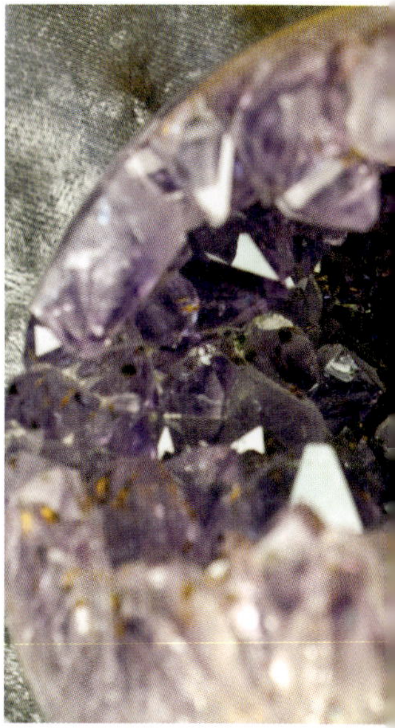

Auf folgende Organe wirkt der Amethyst wohltuend: Bauchspeicheldrüse, Haut, Dickdarm und Gehirn.

Auch dieser Stein kann am besten helfen, wenn man ihn mit Hautkontakt trägt. In der Hosentasche getragen, kann er nicht effizient wirken.

Waschen Sie den Amethyst unter fließendem Wasser ab, und laden Sie ihn dann bei Vollmond wieder auf. Legen Sie ihn nicht in die Sonne, weil der Amethyst sonst nach und nach seine Farbe verliert. Da nicht jede Woche Vollmond ist, empfehle ich das Aufladen mit Trommelsteinen aus Bergkristall. Diese bekommt man im Fachgeschäft. Legen Sie den Amethyst über Nacht in die Trommelsteine, am nächsten Tag ist der Stein wieder aufgeladen.

Der Kauf von Steinen ist Vertrauenssache. Daher möchte ich Ihnen eine Empfehlung aussprechen, wo Sie sehr energievolle Steine finden können:

Mineralien Buschel Eva Maria, Pfarrplatz 15, 9020 Klagenfurt

Es ist bei den Steinen wie bei den Kräutern. Wenn sie kraftlos sind, können sie nicht helfen. Leider gibt es heutzutage im Handel schon nachgemachte Heilsteine. Sie sehen optisch gleich aus wie die Originale und sind von einem Laien nicht als Nachahmung erkennbar.

Wie schützt man sich vor Menschen, die negative Energien verbreiten?

»Emotionale Vampire« sind negative Menschen, die Ihnen Ihre seelische Kraft und Energie absaugen. Während oder nach dem Kontakt mit diesen fühlen Sie sich genervt, hilflos, schuldig, unruhig oder ausgelaugt. Meiden Sie negative Menschen, und pflegen Sie stattdessen Kontakte mit Menschen, die Ihren Gefühlen und Ihrem praktischen Leben guttun.

An diesen Verhaltenweisen erkennen Sie »emotionale Vampire«:

- Jammern, Pessimismus und Passivität
- Klatsch und Lästern
- Ironisieren und Witzeln
- Verspotten Ihrer Wünsche, Pläne und Gefühle
- Dominanz im Gespräch
- Unselbstständige und abhängige Lebensführung
- Egoismus und Selbstbezogenheit
- Freude am Zerstören oder am Quälen
- Lügen und Betrügen
- extreme Launen und Stimmungsschwankungen

Nicht immer können Sie nervigen Menschen in ihrer Familie und auf der Arbeit aus dem Weg gehen. Oder Sie fühlen sich für solche Freunde oder Familienangehörige verantwortlich und wollen diesen helfen. Dazu kann ich Ihnen ein Buch empfehlen: »Der ganz normale Wahnsinn« von François Lelord. Es gibt viele Tipps für den Umgang mit dem alltäglichen Wahnsinn und den Stärken und Schwächen von häufig vorkommenden Persönlichkeitstypen.

Sie können negativen oder depressiven Menschen helfen, aber nur solange Sie selbst ausreichend positive Energie haben. Diese Regeln sollten Sie beachten, um sich selbst zu schützen:

- Bewahren Sie immer einen klaren Verstand und emotionale Distanz.
- Achten Sie auf sich. Lassen Sie sich nicht herunterziehen.
- Schützen Sie Ihre positive Energie.
- Konfrontieren Sie den Betroffenen: Geben Sie ihm kurzen konstruktiven Rat oder eine kleine Hilfe, und lassen Sie sich nicht auf lange ausweichende Diskussionen oder Vereinnahmung ein.
- Belohnen Sie positives Verhalten.
- Bestrafen Sie negatives Verhalten, indem Sie es ignorieren oder sich entziehen: Beenden Sie notfalls den Kontakt sofort, wenn negatives Verhalten auftritt.
- Begrenzen Sie die gemeinsame Zeit.
- Beschränken Sie sich auf positive Gemeinsamkeiten.
- Sagen Sie konsequent Nein.
- Sagen Sie dem Betroffenen: »Ich habe dir alles gesagt, was ich weiß und was dir helfen könnte. Umsetzen musst du es selber. Dabei kann ich dir nicht helfen.«

Räuchern Sie in dem betroffenen Raum zur Reinigung, wenn sich ein negativer Mensch bei Ihnen in der Wohnung aufgehalten hat und er nach dem »Abladen« nach Hause gegangen ist. Alles, was an Negativität durch Worte produziert wurde, bleibt genau dort, wo es entstanden ist. Derjenige nimmt die negativen Energien nicht mit nach Hause. Warum sollten Sie sich Ihre Wohnung mit der Negativität anderer Menschen zumüllen?

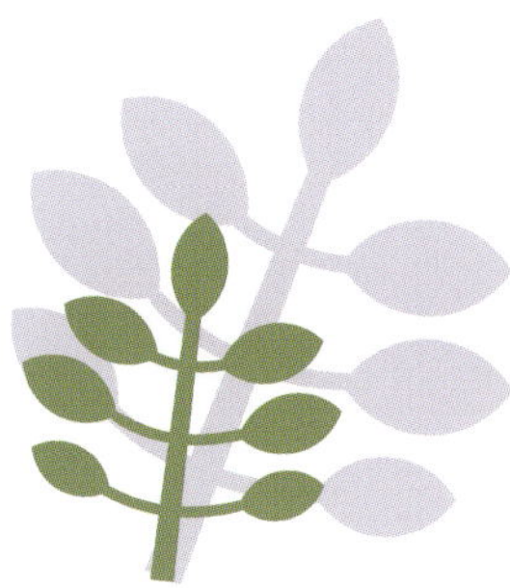

Folgende Übung

ist ebenfalls sehr hilfreich, wenn Sie sich mit einem negativen Menschen unterhalten haben:

Schließen Sie die Augen, und stellen Sie sich vor, dass rund um Sie herum eine violette Flamme lodert. Sie fühlt sich angenehm auf der Haut an und ist nicht zu heiß. Bitten Sie um Reinigung und Transformation. Visualisieren Sie, dass Sie der violetten Flamme alles übergeben, was Sie belastet. Auch alle Energien, die Sie von außen an sich herangelassen haben. Machen Sie dies so lange, bis Sie das Gefühl haben, dass alles transformiert ist. Bedanken Sie sich anschließend für die Hilfe. Wiederholen Sie diese Übung, sooft Sie das Bedürfnis danach haben.

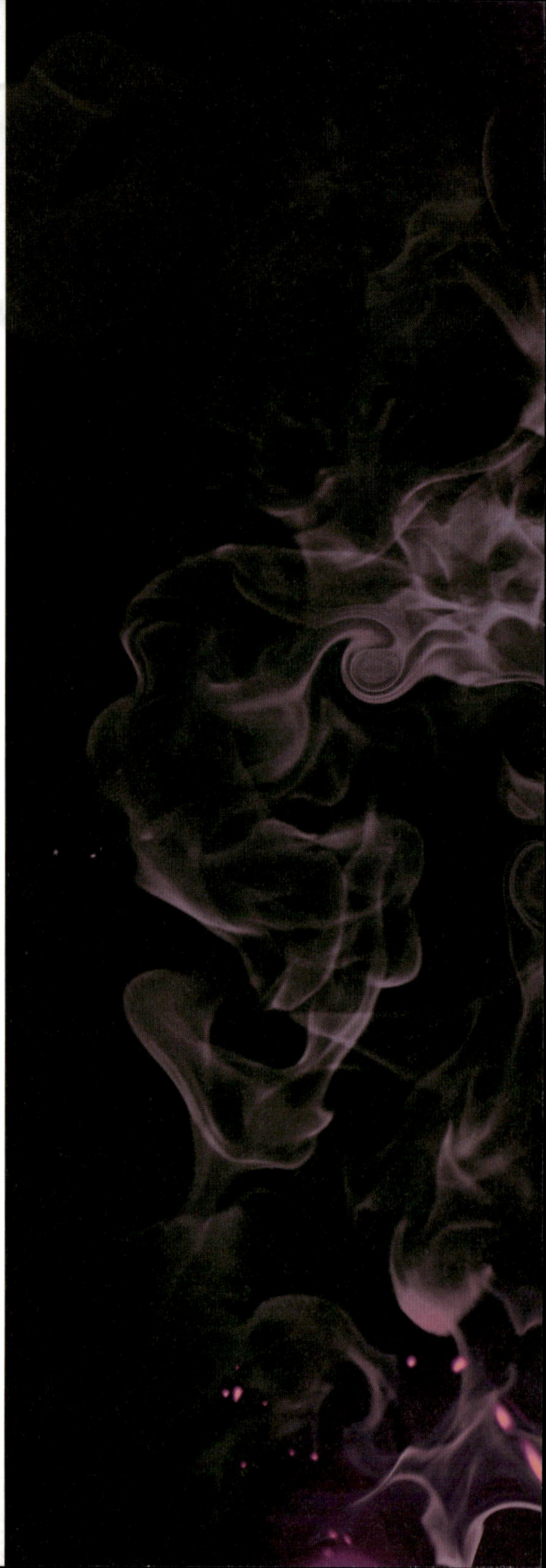

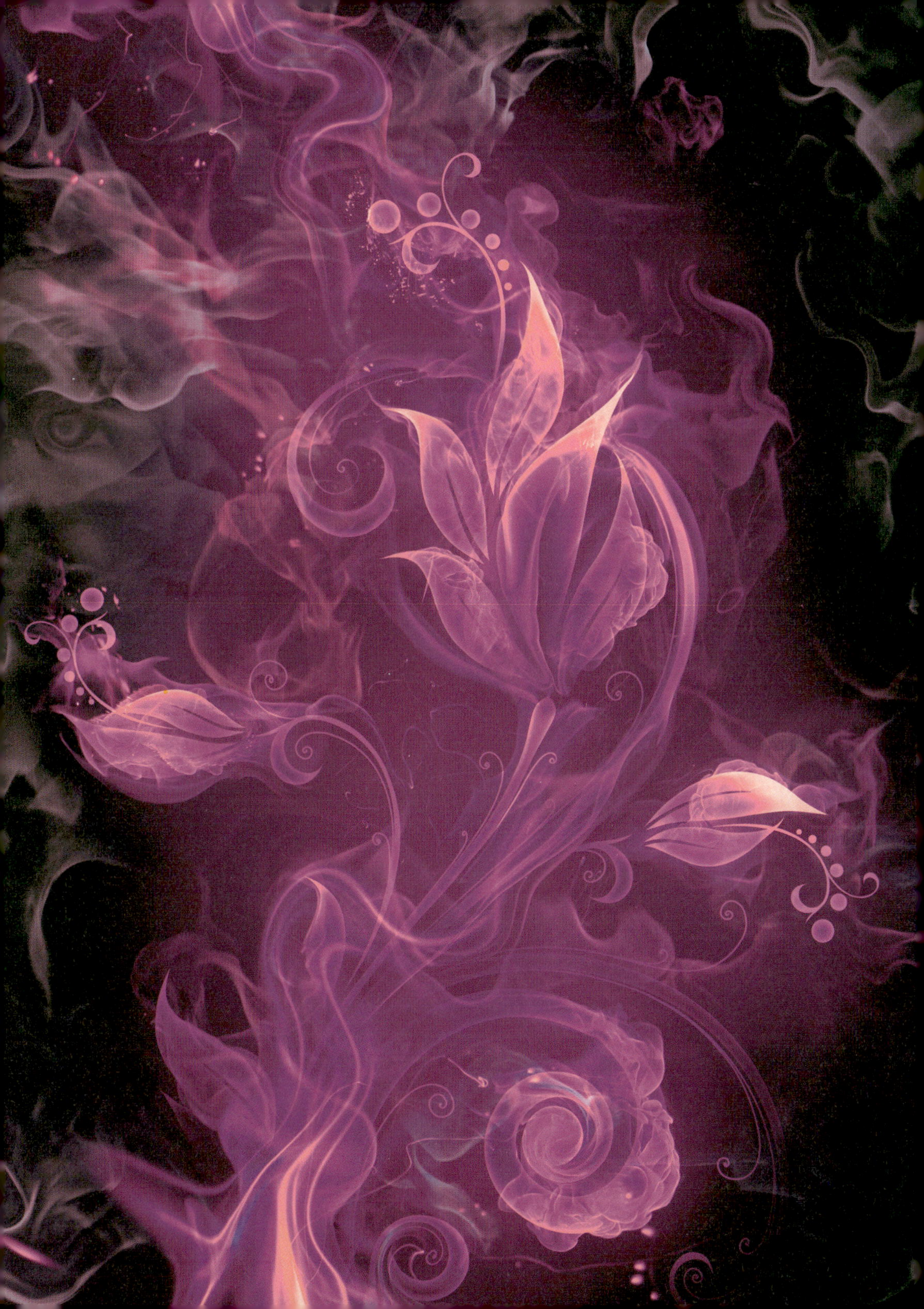

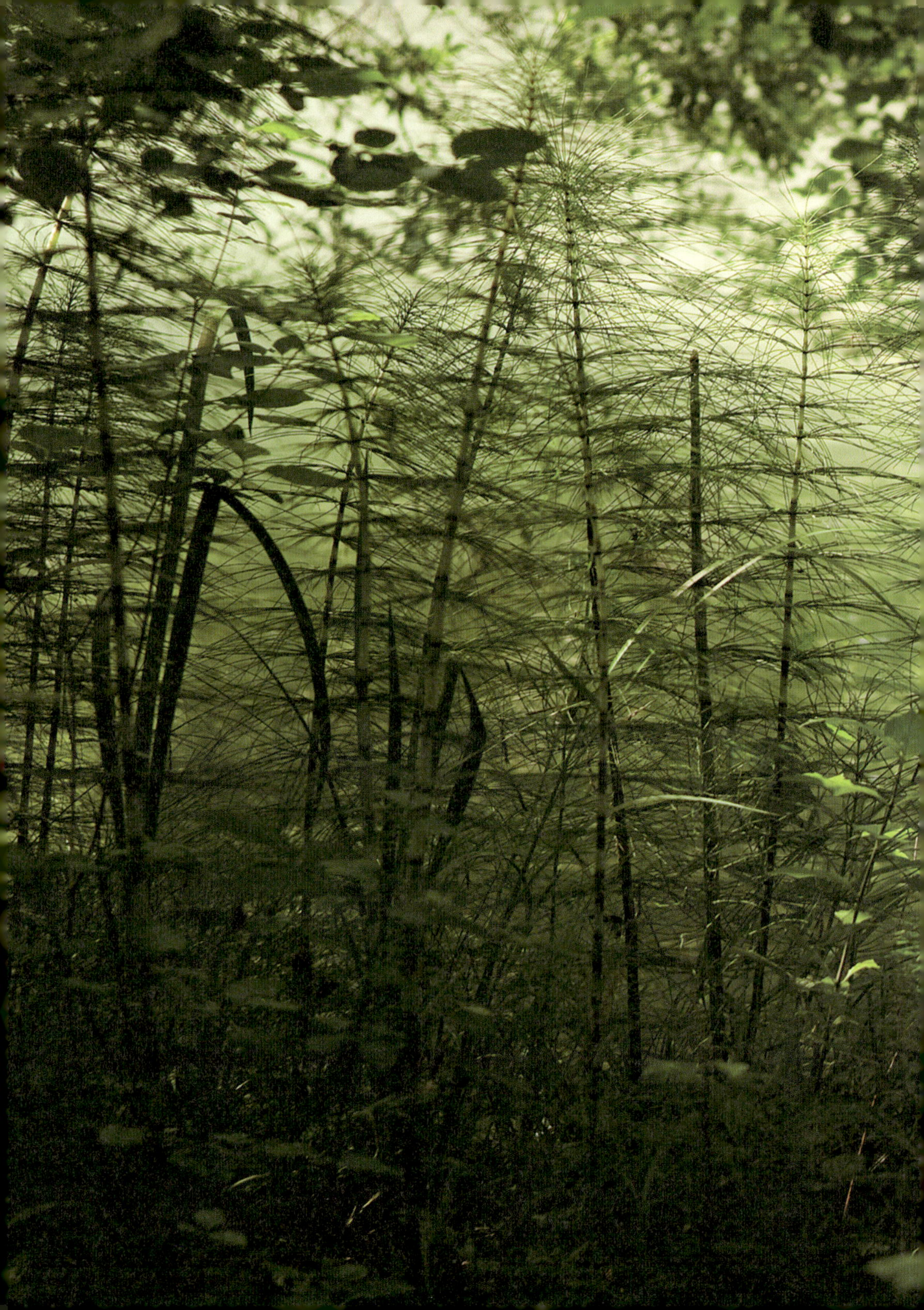

Kontakt

Nähere Informationen oder Bestellungen von Räucherwerk unter:

Homepage: www.malusa.at

E-Mail: annemarie.herzog@chello.at
oder
achanta@malusa.at

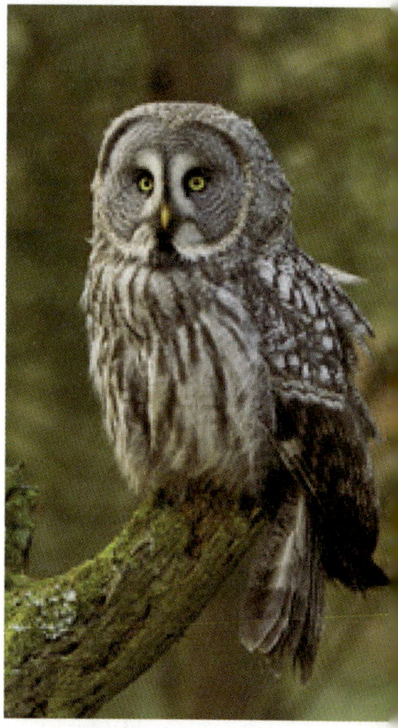

- Reinigung Ihrer Wohnräume durch den energetischen Hausputz
- Räucherwerk
  - zur Reinigung
  - für Themenräucherungen
- Schutzsymbole
- Vorträge, Workshops und Seminare zum Thema Räuchern (dafür können Sie mich auch buchen)
- Gutscheine für Räucherungen und Räucherwerk
- Seminare zum Thema Mentaltraining

Bildnachweis

Bilder von www.fotolia.com

Grafiken im gesamten Buch: #30573618 kusuriuri

Seiten 3, 9, 13, 25, 29, 31, 33, 35, 37, 38, 40, 42, 43, 44, 46, 47, 55, 56, 61, 65, 66, 68, 73,75, 77, 79, 81, 83, 85, 87, 89, 91, 93, 95, 97, 103, 107, 121, 131, 132, 137, 139, 142, 144, 147, 148: #18604527 Dirk Löffelbein

Seiten 2, 4, 6: #2803150 victor zastol'skiy

Seite 17: #23198722 Crimson

Seite 23: #26188999 Nneirda

Seite 28: #27834795 Konstantin Yuganov

Seite 29: #5341434 Nigel Monckton

Seite 30: #35576618 PhotoSG

Seite 31: #38024019 Pixelot

Seiten 32: #21662010 Vladimir Melnik

Seite 33: #19851258 unpict

Seite 36: #5171384 Elena Ray

Seite 40: #10432549 sil007

Seite 44: #13988433 Michael Rieth

Seite 46: #35929292 Unpict

Seite 47: #19656462 Unpict

Seite 52: 12067400 sil007

Seite 52: #33195055 Team 5

Seite 62: #19459500 unpict

Seite 69: #35576578 PhotoSG

Seite 71: #29672705 marilyn barbone

Seiten 72, 73: #12093356 Yvonne Bogdanski

Seite 73: #27116679 Sandra Cunningham

Seiten 73, 86: #6329870 Birgit Kutzera

Seiten 73, 78: #12151178 Emer

Seiten 73, 77: #23216160 Womue

Seiten 73, 75: #23417066 Kanusommer

Seiten 73, 91: #29842493 Maslov Dmitry

Seiten 73, 85: #32077861 M. Schuppich

Seite 74: #34482364 thomas.andri

Seite 76: #24946518 Petrabarz

Seite 79: #8988599 Tommy Windecker

Seite 80: #26395219 Andrea Sachs

Seite 81: #3775936 Pontus Edenberg

Seite 83: #3959347 matka_Wariatka

Seite 85: #23888961 celeste clochard

Seite 87: #7056520 Igor Dutina

Seite 88: #24098687 Doc RaBe

Seite 89: #4192020 LianeM

Seite 90: #2265632 Matko

Seite 94: #10440607 sil007

Seite 98: #1992647 CraterValley Photo

Seite 100: #2423998 Auris

Seite 101: #7714513 Nejron Photo

Seite 105: #33092973 Unpict

Seite 108: #16047660 FotoMike1976

Seite 120: #24423328 Anyka

Seiten 121, 122, 123, 126, 127: #24474606 marilyn barbone

Seite 123: #24294315 marilyn barbone

Seiten 125, 126, 129: #15548738, Team 58

Seite 133: #15814870 Paylessimages

Seite 135: #10432561 sil007

Seite 136, 144: #11928668 Misha

Seite 136, 138: #3067584 Spectral-Design

Seite 137: #11369193 Tetastock

Seite 146: #23386272 Bastan

Seite 147: #31924189 hitman1234

Seite 149: #762380 Iosif Szasz-Fabian

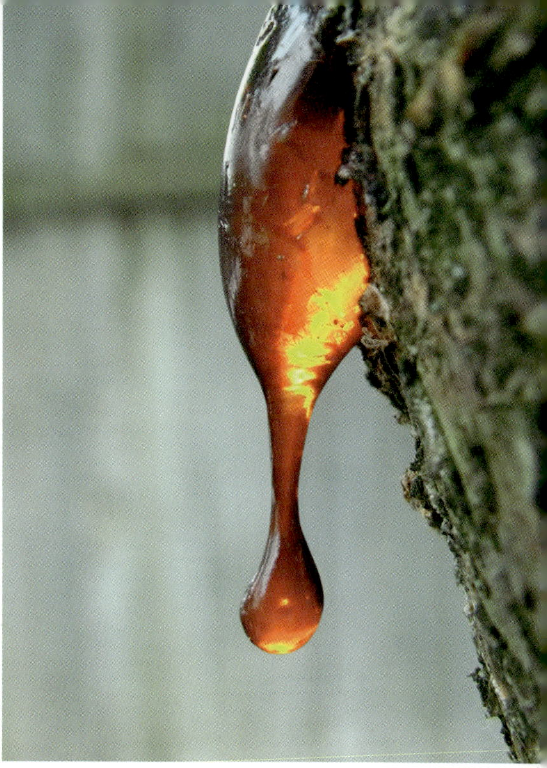

Fotos von Elke Schwarzinger

Cover
Seiten: 8, 9, 12, 13, 49, 53, 65, 66, 67, 68, 92

Fotos von Gabriela Bayer

Seiten: 8, 10, 11, 24, 64, 96, 130

Fotos von Rolf Bickelhaupt

Seiten: 14, 15, 18, 21, 37, 45, 57, 70, 102, 106, 116, 117, 118, 119

Fotos von Anton Sgaga

Seiten: 34, 35

Foto von Josef Bodner

Seite 22

Fotos von Annemarie Herzog

Seite 42, 93

Schirner Verlag
lesen, fliegen, landen

Ebenfalls von Annemarie Herzog erschienen:

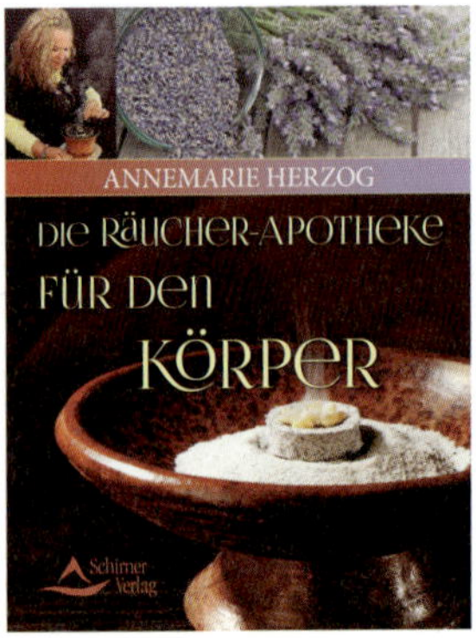

Annemarie Herzog

Die Räucher-Apotheke für den Körper

136 Seiten
ISBN 978-3-8434-1164-6

Ob Bauchschmerzen, Frauenleiden oder Darmkrankheiten: Unsere Vorfahren wussten, wie wir körperliche Beschwerden mit der Kraft des Räucherns behandeln. Räucherexpertin Annemarie Herzog erhielt dieses Wissen von ihrer Großmutter. Dank ausschließlich heimischer Zutaten, die jeder selbst sammeln und trocknen kann, eröffnet das Buch dem Leser nicht nur die Kunst des Räucherns für den Körper. Er kann auch alles ohne Berührungsängste selbst umsetzen.

Das übersichtliche Nachschlagewerk bietet dafür zu den wichtigsten Beschwerden und Räucherwerken alle erforderlichen Informationen.

lesen, fliegen, landen
Schirner Verlag

Ebenfalls im Schirner Verlag erschienen:

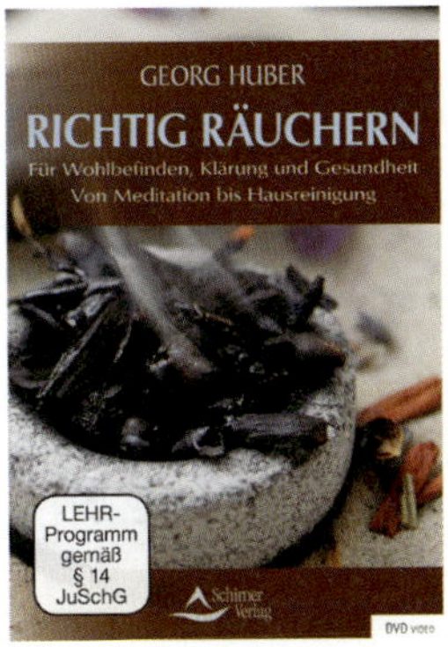

Georg Huber

DVD: Richtig räuchern
Für Wohlbefinden, Klärung und Gesundheit
Von Meditation bis Hausreinigung

75 Minuten
ISBN 978-3-8434-8246-2

In kleinen und leicht nachvollziehbaren Schritten führt Sie Georg Huber, Autor von »Energetische Hausreinigung« und »Räucherstoffe & Räucherstäbchen«, in die Welt des energetischen Räucherns ein. Wie in einem kurzweiligen Gespräch mit einem guten Freund lernen Sie Rauchwerk und dessen Wirkweisen sowie die verschiedenen Methoden des Räucherns kennen.

Zusätzlich erhalten Sie zahlreiche wertvolle Tipps und Hinweise rund ums Räuchern – und schon bald können Sie einfache Rituale auch selbst wirkungsvoll durchführen.

Annemarie Herzog

Die Räucher-Apotheke für die Seele

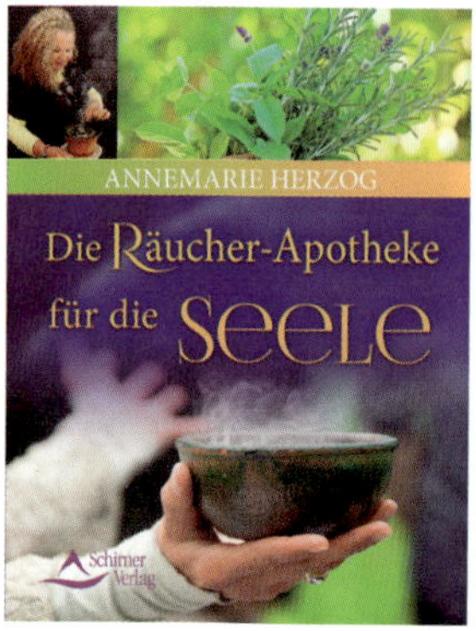

128 Seiten
ISBN 978-3-8434-1203-2

Ob seelisches Leid oder psychische Krankheit: Räuchern war für unsere Vorfahren eine selbstverständliche Unterstützung des Seelenlebens. Das traditionelle Wissen um die Wirkkraft des Räucherns wurde Annemarie Herzog von ihrer Großmutter vermittelt. Mit ihrer »Räucher-Apotheke« gibt sie es an Sie weiter!

Für die in der heutigen Zeit häufigsten Themen hat die Autorin kraftvolle Mischungen zusammengestellt: gegen Burnout, Essstörungen und Ängste, für innere Balance, Fülle und Selbstliebe ... Dabei werden nur heimische Pflanzen verwendet, sodass Sie das Räucherwerk auch direkt vor der eigenen Haustür sammeln können.